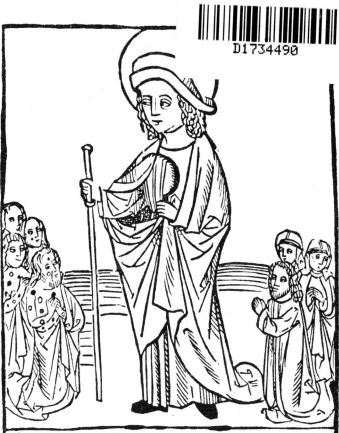

Almechtiger barmhertziger ewiger got sich vns an mit den
augen deiner barmhertzikeit vnd verleich vns das wir durch dz
fürbitten vnd verdienen des heiligen peichtigers sancti Mini vor
der foigkirchen kranckheit der blattern barmhertzigklich werden be
schirmet durch cristum vnsern herren Amen.

Der heilig beichtiger Sanctus Minus wirt in welische land
angeruffet vnd gebetten für die grausamlich kranckheit der
blattern in welisch genant mala franczosa

woffstangk horner

Gebetsblatt zu St. Minus als Schutzpatron gegen die »Franzosenkrankheit« (Syphilis). Holzschnitt um 1497.

Heide-Marie Heinz

Antwortkatalog Dermatologie

zum Gegenstandskatalog 3
mit Original-Farbabbildungen

5. ergänzte und überarbeitete Auflage

Verlag Jungjohann · Neckarsulm

Zuschriften und Kritiken an:
Dr. med. H. Jungjohann, Postfach 1252, 7107 Neckarsulm

Alle Rechte vorbehalten

1. Auflage Juli 1980
2. Auflage September 1981
3. Auflage August 1982
4. Auflage August 1983
5. Auflage Juli 1984

Nach dem Urheberrechtsgesetz vom 9. Sept. 1965 in der Fassung vom 10. November 1972 ist die Vervielfältigung oder Übertragung urheberrechtlich geschützter Werke nicht gestattet. Dieses Verbot erstreckt sich auf die Vervielfältigung für Zwecke der Unterrichtsgestaltung – mit Ausnahme der in den §§ 53, 54 URG ausdrücklich genannten Sonderfälle –, wenn nicht die Einwilligung des Herausgebers vorher eingeholt wurde. Als Vervielfältigung gelten alle Verfahren einschließlich der Fotokopie, der Übertragung auf Matrizen, der Speicherung auf Bändern, Platten, Transparenten und anderen Medien.
Wie allgemein üblich, wurden Warenzeichen bzw. geschützte Namen (z.B. bei Pharmapräparaten) nicht besonders gekennzeichnet.

Copyright 1980 Verlag Jungjohann – 7107 Neckarsulm

Herstellung: Heidelberger Reprographie Andreas Grosch GmbH,
              Seestraße 72, 6904 Eppelheim-Heidelberg

VORWORT

zur 5. Auflage

Aufgrund der überaus positiven Aufnahme, die dieses Büchlein bisher gefunden hat, wurde im Mai 1984 eine Neuauflage erforderlich. Gerade im Hinblick auf die Fülle an Prüfungsstoff im Rahmen des Zweiten Staatsexamens erschien vielen die kompakte und übersichtliche Lehrstoffvermittlung wohltuend und zeitsparend.

Themen, die bis einschließlich März 1984 Gegenstand von Prüfungsfragen waren, sind mit einem Pfeil gekennzeichnet worden.

An dieser Stelle danke ich recht herzlich den Freunden und Kommilitonen, die bisher bei der Überarbeitung des Skripts behilflich waren. Auch weiterhin nehme ich Anregungen und Verbesserungsvorschläge gern entgegen.

Heide-Marie Heinz

VORWORT

zur ersten Auflage

Im Fachgebiet der Dermatologie soll der Medizinstudent während seines Studiums gemäß der Definition dieses Faches durch die Bundesärztekammer mit den Erkrankungen der Haut, der hautnahen Schleimhäute und Lymphknoten, den Geschlechtskrankheiten, dem varikösen und anorektalen Symptomenkomplex und der Andrologie vertraut gemacht werden. Die verschiedenen Unterpunkte hierzu sind im Gegenstandskatalog für den Zweiten Abschnitt der Ärztlichen Prüfung (GK 3) näher aufgeführt.

In Anlehnung daran entstand dieses Skript. Es erläutert in didaktisch anschaulicher Weise den Stoff, den jeder Student zum Zweiten Staatsexamen beherrschen sollte und der auch für die spätere Praxis nicht ganz unwesentlich ist, da etwa 20% der Patienten einer Allgemeinpraxis dermatologische Erkrankungen haben.

Das Skript soll erstens dazu dienen, den Prüfungsstoff kurz vor dem Examen noch einmal zu wiederholen (Themen, die bisher Gegenstand von Prüfungsfragen waren, sind mit einem kleinen Pfeil gekennzeichnet). Sinnvoll ist aber auch bereits eine Benutzung parallel zu Praktika und Vorlesungen, nicht zuletzt deshalb, weil das Gedruckte gut durch persönliche Randbemerkungen ergänzt werden kann.

Verbesserungsfähig ist jedes Buch. Daher werden Anregungen gerne entgegengenommen.

Denjenigen, die beim Zustandekommen des Skripts behilflich waren, sei an dieser Stelle herzlich gedankt, und denen, die sich nun zur Prüfung vorbereiten müssen, wünsche ich, daß ihnen das Skript etwas Erleichterung bringt bei der Orientierung in der Vielfalt der dermatologischen Begriffe und Krankheitsbilder und vor allem viel Erfolg beim Zweiten Staatsexamen.

Saloniki, im Sommer 1980   Heide-Marie Heinz

INHALTSVERZEICHNIS

EPIDERMIS (Oberhaut)*

1. Stratum corneum (Hornschicht)
   Mechanische und chemische Barriere
   aus zusammengepreßten Zellresten.

2. Stratum lucidum (Glanzschicht)
   Elastische Verschiebeschicht aus
   platten, kernlosen Zellen, die
   Eleidin (bas. Eiweißkörper) enthalten.

3. Stratum granulosum (Körnerschicht)
   Spindelförmige Zellen synthetisieren
   Eleidin, die Vorstufe von Keratin.

4. Stratum spinosum (Stachelzellschicht)
   Die Stachelzellen verleihen der Epidermis Elastizität.

5. Stratum basale (Basalschicht)
   Basalzellen: verhaften Epidermis und
                Corium miteinander
   Melanozyten: bilden Melanin
   Langerhanssche Zellen: Funktion
                          nicht bekannt
   Stratum basale und untere Stachelzellen
   bilden zusammen die Keimschicht (Stratum
   germinatvum)

CORIUM (Lederhaut)*

1. Stratum papillare (Corpus papillare)
   Feinfasrige Schicht, reich an Zellen
   und Kapillaren, die die Aufgabe hat,
   die Epidermis zu ernähren.
   Fibroblasten: Faserbildung, Phago-
                 zytose, Speicherung
   Histiozyten: speichernde Makrophagen,
                 je nach Inhalt nennt man
                 sie Schaumzellen, Melano-
                 oder Chromatophoren ge
   Mastzellen: bilden Histamin und Heparin
   Lymphozyten: leisten immunologische
                 Abwehraufgaben

2. Stratum reticulare
   Zellarme Schicht mit reichlich vorhandenen kollagenen Faserbündeln, die
   der Haut ihre mechanische Festigkeit
   verleihen.

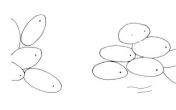

SUBKUTIS (Unterhautgewebe)

Lockeres Bindegewebe und subkutanes Fett-
gewebe, das die Haut auf der Unterlage
befestigt und als Wärmespeicher, Isolator
und Druckpolster dient.

* Epidermis und Corium werden zusammen
  auch als Kutis bezeichnet.

1. Haare
   Tastorgan
   ehemals Kälteschutz

2. Musculus errector pili
   stellt den Haarfollikel senkrecht

3. Talgdrüsen
   (Glandulae sebaceae)
   holokrine Drüsen, die in den Haarfollikel oder frei
   münden und die Haut vor dem Austrocknen schützen

4. Ekkrine Schweißdrüsen
   (Glandulae sudoriferae minores)
   tubuläre Drüsen mit korkenzieherartigem Ausführungsgang,
   die überall auf der Haut vorkommen, insbesondere aber an
   Handinnenflächen, Fußsohlen und in der Achselhöhle

   - Wärmeregulation
   - Schutz vor dem Austrocknen
     zusammen mit Talgdrüsen und Hornschicht
   - Aufrechterhaltung des Säureschutzmantels der Haut
     (Bakterienschutz)

5. Apokrine Schweißdrüsen
   (Glandulae sudoriferae maiores)
   (Duftdrüsen)
   tubuläre Drüsen, die in den Haarfollikel münden und nur
   in bestimmten Hautregionen vorkommen (Achselhöhle,
   Mamille, Nabelregion, Anogenital-Bereich); als sexuelle
   Duftdrüsen nur noch rudimentäre Funktion. In den ent-
   sprechenden Arealen herrscht alkalisches bis neutrales
   Milieu vor, was eine physiologische Lücke im Säure-
   schutzmantel der Haut bedeutet.

6. Nerven und Nervenendorgane
   (Corpuscula nervorum terminalia)
   Vegetative Fasern versorgen Gefäße, Drüsen und Haar-
   papillen, während sensible Fasern für die Hautempfindun-
   gen (Berührung, Schmerz, Wärme, Kälte) zuständig sind.

   - Wagner-Meißnersche Tastkörperchen (A)
   - Vater-Pacinische Lamellenkörperchen (B)
   - Dogielsche Nervenkörperchen
   - Krausesche Endkolben

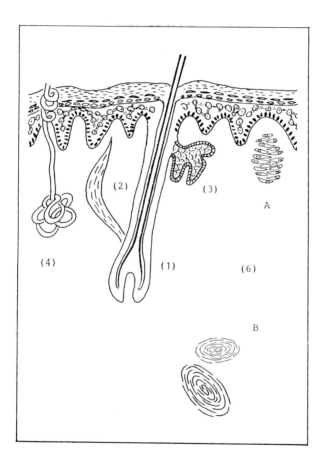

DIE EFFLORESZENZEN DER HAUT

Man unterscheidet

- primäre Effloreszenzen, erste Erscheinungen eines Krankheits-
  geschehens, und
- sekundäre Effloreszenzen, die aus den Primäreffloreszenzen
  durch Umwandlung, Entzündung, Rückbildung oder Abheilung
  entstehen.

Primäre   Fleck (Macula)
Effloreszenzen   Knötchen (Papula)
                     Knoten (Nodus)
                     Bläschen Vesicula)
                     Blase (Bulla)
                     Pustel (Pustula)
                     Quaddel (Urtica)

Sekundäre   Schuppe (Squama)
Effloreszenzen   Kruste (Crusta)
                     Erosion (Erosio)
                   ▶ Abschürfung (Excoriatio)
                   ▶ Rhagade (Rhagas)
                     Geschwür (Ulcus)
                     Narbe (Cicatrix)

PRIMÄRE EFFLORESZENZEN

FLECK
(Macula)

Definition   Vorübergehend oder bleibend veränderte Abweichung
              in der Hautfärbung bei unveränderter Oberflächen-
              struktur und Konsistenz. Man unterscheidet korneal,
              subkorneal und kutan gelegene Flecke.

Genese   - veränderte Gefäßfüllung
                Erytheme: flächenhafte Rötungen infolge Gefäß-
                dilatation;
                hellrot bei Hyperämie, dunkelrot bei Stauung
                Roseolen: linsengroße Makula

              - Blutaustritt ins Gewebe
                Purpura: exanthemische Ausbreitung punktförmiger
                Blutungen
                Petechien: follikelnahe, punktförmige Blutungen
                Vibices: striemenartige Purpura
                Ekchymosen: flächenhafte Blutungen

              - Pigmentation oder Pigmentschwund

              Makula, die durch vermehrte Gefäßfüllung verursacht
              wurden, lassen sich mit dem Glasspatel wegdrücken
              (Diaskopie).

KNÖTCHEN
(Papel, Papula)

und

KNOTEN
(Nodulus, Nodus, Tuber, Tumor)

epidermale Papel

kutane Papel

Definition   Über das Hautniveau ragende, feste, bis zu erbs-
              große Erhebungen werden Papeln genannt, bei größe-
              rem Umfang spricht man von Knoten. Eine Papel
              heilt meist narbenlos ab, während ein Knoten eine
              Narbe hinterläßt.

Genese   epidermal: Ansammlung von Zellen oder Zellprodukten
              in der Epidermis

              kutan: Ansammlung von Zellen oder Zellprodukten im
              Corium

              gemischt: Ansammlung von Zellen oder Zellprodukten
              in Epidermis und Corium

BLÄSCHEN (Vesicula) und BULLA (Blase)

Definition   Ein- oder mehrkammriger, mit Flüssigkeit gefüllter
             Hohlraum bis zu Erbsgröße (Vesicula) oder größer
             (Bulla).

Genese   - subkorneal
               Flüssigkeit hebt Stratum corneum
               von der übrigen Epidermis.

             - intraepidermal
               Spongiose: Ödem drängt die Zellen
               auseinander
               Akantholyse: Epidermiszellen ver-
               lieren den Kontakt untereinander.

             - subepidermal
               Adhäsion zwischen Epidermis und
               Corium ist vermindert.

PUSTEL
(Pustula)

Definition   Effloreszenz, die einen mit dem bloßen Auge er-
             kennbaren, mit Eiter gefüllten Hohlraum enthält.

Genese   Primäre Pustel: Ansammlung von Leukozyten im Gewebe

             Sekundäre Pustel: Einwanderung von Leukozyten in
             ein Bläschen

QUADDEL
(Urtika)

Definition ▶Flüchtiges, nur Stunden bestehendes Ödem im Corium
             von hellem Farbton, das von einem roten Vorhof um-
             geben ist.

Genese   Plasmaaustritt aus den Gefäßen ins Corium.

SEKUNDÄRE EFFLORESZENZEN

SCHUPPE
(Squama)

Definition   Selbständig abblätterndes Teilchen aus gruppen-
weise zusammenhängenden Hornzellen.
Trockene Schuppen glänzen weißlich,
fettdurchtränkte Schuppen sind gelblich.

Genese   Retentionshyperkeratose: Epidermis proliferiert
normal, jedoch verlängerte Adhäsion der Hornschicht.
Proliferationshyperkeratose: vermehrte Proliferation
der Hornschicht.

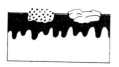

KRUSTE
(Crusta)

Definition   Auflagerungen, die aus eingetrocknetem Sekret,
Blut oder nekrotischem Gewebe bestehen.

Eiter: schmutzig-braune Krusten
Blut: dunkelrot-schwärzliche Krusten
Serum: honiggelbe Krusten

Genese   Entstehen bei fehlender Hornschicht aufgrund von
Läsionen oder bei Platzen einer Blase und an-
schließendem Eintrocknen. Hat sich unter ihnen
eine neue Hornschicht gebildet, fallen die Krusten
ab.

EROSION
(Erosio)

Definition ▶Scharf begrenzte, gerötete Fläche aufgrund eines
oberflächlichen Epidermis-Gewebsverlustes, der den
Papillarkörper nicht eröffnet. Abheilung ohne Narbe.

Genese   Mechanische Verletzung der Haut mit Entfernung
der Epidermis oder Zerstörung der Epidermis durch
Röntgenstrahlen.

ABSCHÜRFUNG
(Excoriatio)

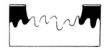

Definition	Scharf begrenzte, gerötete, nässende Fläche, aus der seröses Sekret und punktförmige Blutungen austreten.
Genese	Durch Kratzen oder Reißen entstandene Schürfwunde, die bis ins Corium reicht.

RHAGADE
(Rhagas)

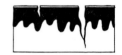

Definition	Spaltförmiger Einriß der Haut, gelegentlich blutend.
Genese	Dehnung einer entzündlich veränderten, stark verhornten oder ausgetrockneten Haut.

GESCHWÜR
(Ulcus)

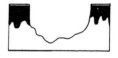

Definition	In die Epidermis oder tiefer reichender Defekt einer vorgeschädigten Haut mit schlechter Heilungstendenz und Abheilung unter Narbenbildung.
Genese	- Tumorzerfall - einschmelzender Entzündungsherd - physikalische oder chemische Schädigung der Haut - eingeschränkte Durchblutung

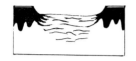

NARBE
(Cicatrix)

Definition   Minderwertiger bindegewebiger Ersatz eines Sub-
              stanzverlustets, der mindestens bis in die Dermis
              reicht.

Genese   Verlust von Bindegewebsanteilen der Haut.

ATROPHIE
(Gewebsschwund)

Definition   Schrumpfung von Epidermis und Hautanhangsgebilden
              im Alter oder im Gefolge bestimmter Hauterkran-
              kungen.

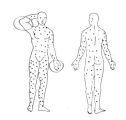

ICHTHYOSIS VULGARIS (1.1)
(Fischschuppenkrankheit)

▶Retentionshyperkeratose mit unregelmäßig dominantem (80 %)
oder x-chromosomal rezessivem Erbgang (20 %): die Abstoßung
der Hornschicht ist verzögert.

▶Entwicklung der Krankheit im 1. - 3. Lebensjahr

Klinische | Schuppende, trockene Haut mit verminderter
Symptomatik | Talg- und Schweißproduktion;
welkes Aussehen der Handinnenflächen aufgrund vermehrter Linienzeichnung;
häufiges Vorkommen von Ekzemen;
seltener sind psychische Störungen, organi-
sche ZNS- und Intelligenzdefekte

Nach Art der Schuppung unterscheidet man

Ichthyosis simplex (Xerodermie): geringe,
pulverartige Schuppung, mildeste Form der
Ausprägung

Ichthyosis nitida: festsitzende, silber-
artig glänzende Schuppen bis zu reptilien-
artigem Aspekt, häufigste Form der Ichthyosis vulgaris

Ichthyosis serpentina: bis zu pfenning-
große, schlangenartige Schuppen

Ichthyosis hystrix (Sauriasis): krokodil-
artige, dicke Schuppen, schwerste Verlaufsform

Ichthyosis nigricans: schmutzig-schwärzliche
Schuppen

Therapie | externe keratolytische Maßnahmen
- erweichende Kochsalz- und Seifenbäder
- Kochsalz-, Harnstoff- und Salicyl-Vase-
line-Salben

interne antikeratotische Maßnahmen
- manchmal Besserung nach Vitamin-A-Gabe

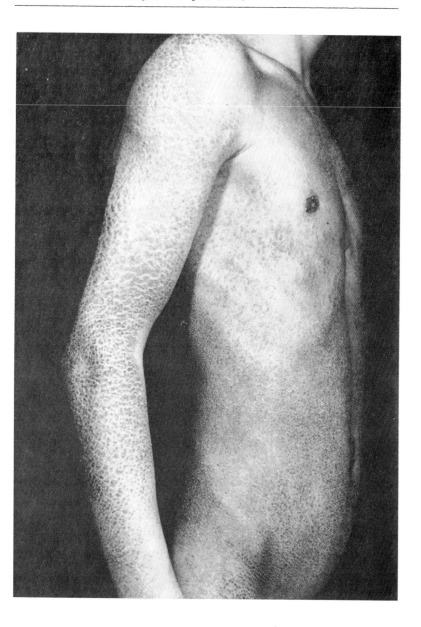

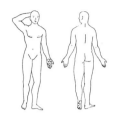

KERATOMA PALMO-PLANTAE (1.1)
(Keratoma palmare et plantare hereditarium)

klinische   Starke Verhornung der Handflächen und
Symptomatik   ▶ Fußsohlen mit scharfer Abgrenzung gegen-
                     über der normalen Haut durch einen erythe-
                     matösen, bis zu 1 cm breiten Randsaum.
                   ▶ Riß- und Rhagadenbildung führt zur
                     Einschränkung der Gebrauchsfähigkeit
                     von Händen und Füßen.

                   ▶ Starke Hyperhidrosis, was bei der Berufs-
                     wahl berücksichtigt werden muß.

Therapie   externe keratolytische Maßnahmen
                     - erweichende Kochsalz- und Seifenbäder
                     - Kochsalz- und Harnstoffsalben
                     - Salicyl-Salben und -Pflaster

                     interne antikeratotische Maßnahmen
                     - Vitamin A

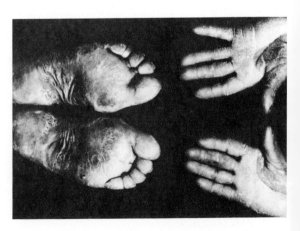

KERATOSA FOLLICULARIS (1.1)
(Keratosis suprafollicularis)
(Keratosis pilaris)
(Lichen pilaris)

♀♂

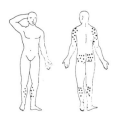

Die Krankheit tritt vorwiegend bei jungen, adipösen Mädchen
auf. Evtl. handelt es sich um eine besondere Ausbildung der
Ichthyosis vulgaris.

klinische Symptomatik	Verhornung der Follikelmündungen führt zu stecknadelkopfgroßen Papeln mit zuweilen sichtbar werdendem Lanugohaar. Die Haut fühlt sich wie ein Reibeisen an. Als auslösende Ursachen nimmt man Durchblutungsstörungen und hormonelle Einflüsse an.
Therapie	Keratolytisch mit erweichenden Kochsalzbädern, Harnstoff- und Kochsalzsalben, Salicyl-Vaseline-Pflaster

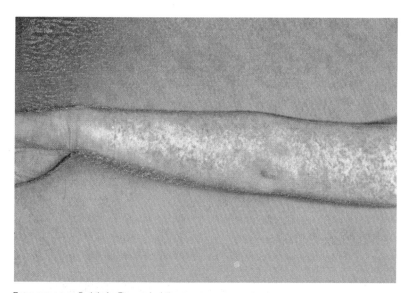

Entnommen aus „Praktische Dermatologie"
von Dr. F. Daniel und Dr. W. Müller
mit freundlicher Genehmigung der Fa. Byk-Essex

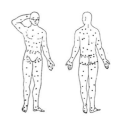

EPIDERMOLYSIS-BULLOSA-GRUPPE (1.2)
(Pemphigus congenitalis)

Klinische   Haut und Schleimhäute antworten auf
Symptomatik   mechanische Beanspruchung bzw. Traumen
                   mit massiver Blasenbildung

Klinische   EPIDERMOLYSIS BULLOSA HEREDITARIA SIMPLEX
Formen
                   dominanter Erbgang   ♂♀
                   mildeste Verlaufsform

▶ Im Anschluß an mechanische Beanspruchung
  (Brillendruck, Kleider) entstehen an den
  exponierten Hautstellen meist nach wenigen
  Stunden prall gefüllte, oft hämorrhagische
  Blasen, die innerhalb weniger Tage narben-
  los abheilen, da es sich um subkorneale
  Blasen handelt. Mit zunehmendem Alter ver-
  liert die Krankheit an Intensität.

  EPIDERMOLYSIS BULLOSA HEREDITARIA
  DYSTROPHICA

  dominanter Erbgang
  auch Beteiligung der Schleimhäute

  Die druckinduzierten subepithelialen Blasen
  heilen meist nicht narbenlos ab, sondern
  hinterlassen Verhärtungen, Atrophien, De-
  pigmentierungen, Keloide, Milien und Alopezien.

  EPIDERMOLYSIS BULLOSA HEREDITARIA
  POLYDYSPLASTICA (LETALIS)

  rezessiver Erbgang
  Beteiligung der Schleimhäute
  Zahnanomalien, Skeletthypoplasie, Hirn-
  schäden, psychische Störungen, Lidver-
  wachsungen mit dem Augapfel (Symblepharon),
  Akrozyanosen und hyperplastisch vegetieren-
  den Hautveränderungen

  Schon in den ersten Lebenstagen entwickeln
  sich großflächige Epidermolysen mit Sekundärinfektionen und anschließenden Mutilationen. Mund- und Schleimhautbefall sowie
  Beteiligung von Magen-Darm-Trakt erschweren
  die Nahrungsaufnahme. Die Kinder sind meist
  nicht lebensfähig oder sterben nach einigen
  Monaten.

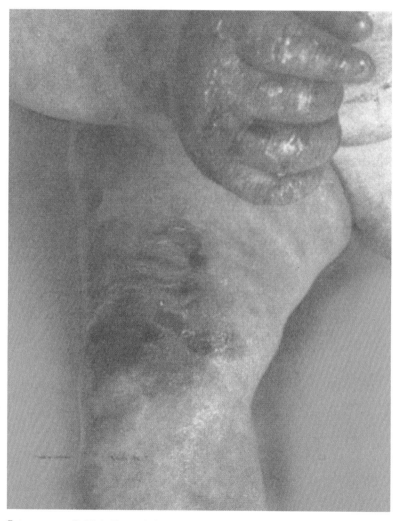

Entnommen aus „Praktische Dermatologie"
von Dr. F. Daniel und Dr. W. Müller
mit freundlicher Genehmigung der Fa. Byk-Essex

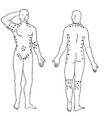

PSEUDOXANTHOMA ELASTICUM (1.3)

Unregelmäßig dominanter Erbgang,
degenerative Systemerkrankung mit Zerfall elastischer Fasern

Hautsymptomatik   Gelblich verfärbte, flache Knötchen, die
                         gruppenweise angeordnet sind und der Haut
                         eine unregelmäßige Beschaffenheit verleihen.

Interne   Bei gleichzeitigem Befall von Augenhinter-
Manifestation   grund und kardiovaskulärem System spricht
                         man von Grönblad-Strandberg-Syndrom.

                         ▶Augenhintergrund:
                         - sternförmig von der Papille strahlende,
                           gefäßartig verzweigte, gelblich-bräunliche
                           bis schwärzliche Streifen, die sogenannten
                           'angioid streaks', aufgrund einer Elastika-
                           degeneration der Bruchschen Membran, in
                           deren Gefolge Erblindung auftreten kann.

                         Gefäße:
                         - ateriosklerotische Veränderungen
                         - Hypertonie
                         - allgemeine Blutungsneigung
                         - Aortitis

                         Herz:
                         - Myokarditis
                         - Angina pectoris

Bedeutung   Chronisch-fortschreitender Verlauf
                         keine Therapiemöglichkeit

Therapie   ▶Eine kausale Therapie ist nicht möglich.

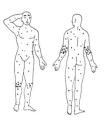

EHLERS-DANLOS-SYNDROM (1.3)
(Cutis hyperelastica)
(Cutis laxa)

Familiär gehäuftes Auftreten
mesodermale Dysplasie mit Defekten in der Kollagenbildung:
abnorme Packung der Fibrillen zu kollagenen Fasern

Hautsymptomatik	Hyperelastizität der Haut (Gummihaut) (mit der Haut der Brust kann in manchen Fällen das Gesicht zugedeckt werden)
	Erhöhte Vulnerabilität der Haut, besonders an stark beanspruchten Stellen wie Knie und Ellenbeugen
	Schlechte Heilung von Verletzungen mit oft bleibender atrophischer Narbenbildung (zigarettenpapierdünne Narbenhaut)
interne Manifestation	Gefäße: Hämatomneigung infolge erhöhter Brüchigkeit der Hautgefäße
	Gelenke: Hyperelastizität (Schlangenmenschen)
	Muskulatur: Hypotonie
Bedeutung	keine Therapiemöglichkeit

NEUROFIBROMATOSIS VON RECKLINGHAUSEN (1.4)
(Morbus Recklinghausen)

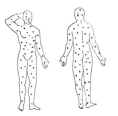

Neurokutane, autosomal-dominante erbliche Systemerkrankung mit
vollständiger Penetranz und stark variabler Expressivität, die
alle drei Keimblätter betrifft, in 30 % der Fälle sind mehrere
Familienmitglieder betroffen.

Entwicklung der Krankheit meist im Kindesalter mit Verstärkung
der Symptome während Pubertät und Schwangerschaft.

Klinisches   Hautsymptomatik
Bild   ▶ - Neurofibrome (auch an inneren Organen)
                      breitbasig aufsitzende oder gestielte,
                      hautfarbene bis bräunliche Tumore von
                      unterschiedlicher Größe (stecknadelkopf-
                      bis apfelgroß), am Rumpf oft zu Hunderten
                      auftretend
                  ▶ - Naevi spili (Café-au-lait-Flecke)
                      gelblich-braune Flecke verschiedener
                      Größe aufgrund einer Hyperpigmentation
                      basaler Epidermis-Zellen
                    - Dermatolysis ('Lappenelephantiasis')
                      Wammenbildung infolge Zerstörung von
                      elastischen Fasern der Haut

                    Gefäße
                    - Hämangiome
                    - Lymphangiome

                    ZNS und peripheres Nervensystem
                    - Neurinome der Spinal- und Hirnnerven
                    - multiple Meningeome und Astrozytome
                    - Spongioblastome des Hirnstammes
                    - gelegentlich Sensibilitätsverlust im
                      Versorgungsgebiet der betroffenen Nerven
                    - endokrinologische und psychische Störun-
                      gen, deren Ursache nicht immer ein Gliom,
                      sondern auch eine Anlagestörung des Ge-
                      hirns sein kann

Skelett (Veränderungen in 30 - 50 %)
▶ - Kyphoskoliosen
  - Trichterbrust
  - Hypoplasien
  - intraossäre Neurofibrome, die allmählich
    den Knochen zerstören
  - Verbiegungen und Pseudoarthrosen des
    Unterschenkels

Prognose   Auf längere Sicht schlecht
                in ca. 10 % der Fälle werden maligne
                Entartungen beobachtet

Therapie   Nur symptomatisch: operative Entfernung
                störender Tumore

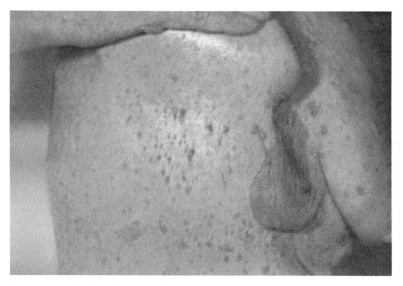

Entnommen aus „Praktische Dermatologie"
von Dr. F. Daniel und Dr. W. Müller
mit freundlicher Genehmigung der Fa. Byk-Essex

MORBUS BOURNEVILLE-PRINGLE
(Morbus Pringle)
(Adenoma sebaceum Pringle)
(Naevus multiplex Pringle)

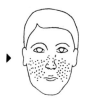

Naevoide Systemerkrankung mit unregelmäßig dominantem Erbgang,
▶ Beginn meist in früher Jugend

Klinisches
Bild

Hautsymptomatik
▶ - Talgdrüsennaevi: zahlreiche, dicht ange-
    ordnete, halbkugelige Knötchen von gelb-
    rötlicher Farbe mit oft oberflächlichen
▶ - Teleangiektasien
  - Pigmentflecke
▶ - subunguale Fibrome (Koenen-Tumore) an
    Fingern und Zehen
  - Bindegewebsnaevi ('Pflastersteinmäler')
    vor allem lumbosakral
▶ - knotige peringivale Wucherungen
    (Gingivitis hyperplastica)

Oft finden sich die Hauterscheinungen im
Zusammenhang mit folgenden

Organveränderungen
  - Angiome und Fibrome der Nieren
  - Rhabdomyome des Herzens
  - Situs inversus
  - multiple Gliome der Netzhaut
  - multipel verkalkte Ventrikeltumore
▶ - tuberöse Hirnsklerose
    (tuberöses Vortreten der Gyri aus dem
    Niveau der Hirnrinde, Sklerose durch
    Gliawucherung), dadurch
▶ - epileptiforme Anfälle
  - spastische Lähmungen
  - seelisch-geistige Entwicklungsstörungen

Prognose

Meist zunehmende Verschlechterung um die
Pubertät. Im Falle von Organveränderungen
meist verkürzte Lebenserwartung

Therapie

symptomatisch, oft wenig erfolgreich
Teilerfolge manchmal durch Dermabrasio

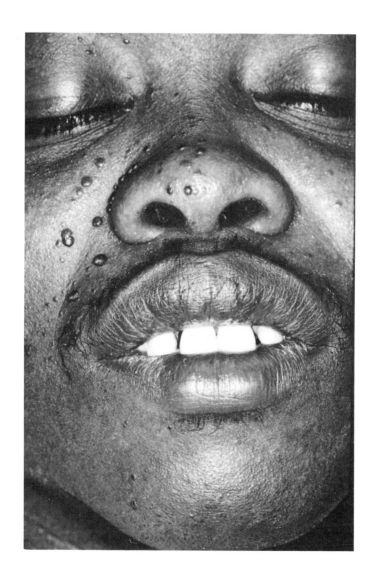

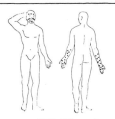

VERRUCAE PLANAE JUVENILES (2.2)
(Plane juvenile Warzen)

Erreger	▶ Papillom-Virus (karyotroper DNS-Virus) aus der Gruppe der Papova-Viren
Realisations-faktoren	Die Inkubationszeit beträgt meist mehrere Wochen. Da die Warzen virushaltig sind, kann es durch Kratzen, Rasieren etc. zur Aussaat bzw. Verschleppung auf andere Körperpartien kommen.
Symptomatik	Die planen juvenilen Warzen kommen meist bei Kindern oder Jugendlichen vor. Es handelt sich um unregelmäßig begrenzte, kaum erhabene, hautfarbene Papeln ohne ausgeprägte Verhornung, die meist zahlreich auftreten.
Therapie	- Schältherapie mit Resorcin-Zinkpaste - direktes Entfernen durch Kryotherapie oder Elektrokoagulation - systemische Gabe von Vitamin A - Suggestionstherapie (!?) Spontane Abheilungen sowie Fälle hartnäckiger, therapieresistenter Warzen wurden beobachtet.

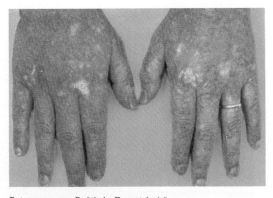

Entnommen aus „Praktische Dermatologie"
von Dr. F. Daniel und Dr. W. Müller
mit freundlicher Genehmigung der Fa. Byk-Essex

VERRUCAE VULGARES (2.2)
(Vulgäre Warzen)

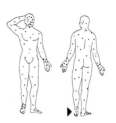

Erreger

▶Papillom Virus (karyotroper DNS-Virus)
 aus der Gruppe der Papova-Viren

Realisations-
faktoren

Mangelhafte Durchblutung, Hyperhidrosis,
Fehlbelastungen. Möglichkeit der Übertragung!

Symptomatik

Im Gegensatz zu den Verrucae planae juveniles findet man die vulgären Warzen auch bei
Erwachsenen. Es handelt sich um harte, grau-
gelbe, unregelmäßig begrenzte Papeln mit oft
stark verhornter Oberfläche (blumenkohlarti-
ge Wucherung). Ein Befall der Schleimhäute
ist möglich.

Therapie

- Ätzbehandlung mit Phenol, Podophyllin
  oder Argentum nitricium
- Kryotherapie mit Kohlensäureschnee oder
  flüssigem Stickstoff, dadurch Blasen-
  bildung und Abstoßung
- Elektrokoagulation und anschließende
  Abtragung mit scharfem Löffel
- Suggestionstherapie (!?)

Auch hier werden spontane Abheilungen sowie
Fälle hartnäckiger Therapieresistenz beobachtet (s. Anhang Abb. 1).

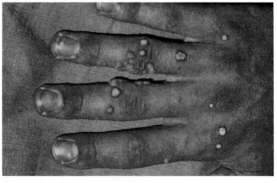

Original-Farbabbildung siehe Anhang Abb. 1

CONDYLOMATA ACUMINATA (2.2)
(Feigwarzen)
(Feuchtwarzen)

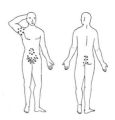

Erreger	▶ Papillom-Virus (karyotroper DNS-Virus) aus der Gruppe der Papova-Viren
Realisations-faktoren	Die Warzen entstehen bevorzugt auf den ständig feuchten Hautpartien des Genital-, Anal- und Dammbereiches und greifen leicht auf die Schleimhäute von Vagina, Urethra und Rektum über.

Begünstigt werden sie durch
- Fluor vaginalis
- Schweißbildung
- mechanisches Reiben
- Phimose
- Balanitis
- Oxyuriasis
- Candidiasis
- unspezifische Urethritis
- Gonorrhoe
- Syphilis

Symptomatik   Schmalbasig aufsitzende, grau-gelbe bis
               rötliche, stecknadelkopfgroße Papeln, die
               konfluieren und wuchern können (monströse
               Riesenformen werden immer häufiger beob-
               achtet). Die Konsistenz ist zunächst weich,
               später hart durch zunehmende Verhornung.

               Condylomata acuminata können maligne ent-
               arten!

Therapie   Suche und Beseitigung der auslösenden
               Ursache!

               kleinere Formen: Ätzbehandlung mit Podo-
               phyllin-Lösung

               größere Formen: elektrokautische Entfernung
               mit anschließender Curettage

               Nachbehandlung mit austrocknendem Puder

DD   Condylomata lata (Lues II)

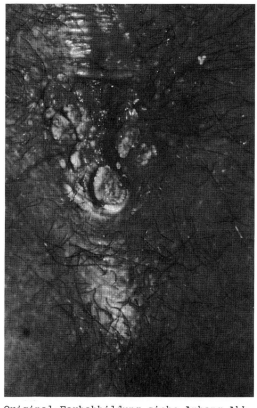

Original-Farbabbildung siehe Anhang Abb. 5

VARIOLA VERA (2.3.1)
(Pocken)
(Klassische Pocken)
(Asiatische Pocken)
(Blattern)
(Small Pox)
(Petite verole)

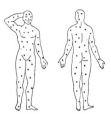

Epidemiologie	Hochinfektiös! Inkubationszeit 10 - 14 Tage Das Virus kann bis zu drei Jahren bei Zimmertemperatur überleben. Aerogene Übertragung von einem Stockwerk ins andere ist beschrieben worden. Die WHO gab am 26. Oktober 1979 bekannt, daß die Pocken ausgerottet seien, da der letzte bekannt gewordene Pockenfall 2 Jahre zurückläge und damit das Kriterium für die Ausrottung einer Krankheit erfüllt sei.
Symptomatik	Prodromalstadium (1. - 4. Tag) Plötzlicher Beginn mit Fieber und grippösen Beschwerden; evtl. erythematöses Vorexanthem an den Oberschenkelinnenseiten. Eruptionsstadium (5. - 6. Tag) Der Pockenausschlag beginnt in der Regel im Gesicht, von wo er sich über Brust, Rücken, Arme und Beine ausdehnt. Es sind Flecke und Knötchen, die sich in Bläschen umwandeln. Die Effloreszenzen befinden sich alle im gleichen Entwicklungsstadium (mono- morphes Exanthem). Suppurationsphase (7. - 8. Tag) Die Pusteln trocknen zu Krusten, die im Lauf der 3. Krankheitswoche abgestoßen werden. Wiederanstieg des Fiebers und Schlaflosigkeit, Delirien, Pruritus.
Therapie	Bis zum 6. Tag nach erfolgtem Kontakt mit Variola-Kranken kann eine Pockenimpfung die Schwere der Erscheinungen abschwächen. In der frühen Phase der Erkrankung sind Gamma-Globuline oder Immunseren indiziert. Bakterielle Abschirmung gegen Sekundär- infektionen mit Tetrazyklinen. Lokale Behandlung mit Kaliumpermanganat- Umschlägen, Vioform-Zinköl und antibioti- schen Salben.

Prognose	30 % Letalität! Bei Überstehen der Krankheit lebenslange Immunität. Es verbleiben Narben. Bei geringer Abwehrschwäche kann es zu schwerem Verlauf mit hämorrhagischen Pusteln kommen (75 % Letalität).
Gesetzliche Vorschriften	Meldepflichtig sind - der Krankheitsverdacht - die Erkrankung - der Tod an Pocken Isolierung aller Kontaktpersonen bis zur Klärung der Diagnose. Impfungen und Desinfektionsmaßnahmen werden im Falle einer Pockenerkrankung von den zuständigen Gesundheitsämtern und Hygieneinstituten übernommen.
Maßnahmen bei Verdachtsfällen	Alarmieren eines speziellen Pockenwagens zum Transport des Erkrankten in einen Isolierraum einer Infektionsstation oder einer besonders ausgerüsteten Pockenstation.

VAKZINALE ERKRANKUNGEN (2.3.2)
(Abnorme Impfreaktionen)

Es handelt sich hierbei um 'Impfschäden', die

- beim Geimpften selbst durch Übertragung des Impfvirus
  (Vaccinia-Virus) von der Impfstelle auf andere Körperpartien entstehen (Autoinokulation) oder
- durch Übertragung des Impfvirus auf Personen in der Umgebung des Geimpften (Heteroinokulation)

Auto-   ▶ Eccema vaccinatum: Superinfektion ekze-
oder   matöser Hautpartien mit dem Impfvirus in-
Hetero-   folge hämatogener Ausbreitung oder Kontakt-
inoculation   infektion.

                   Meist sind ungeimpfte Ekzematiker oder
                   Patienten mit anderen 'offenen' Hauter-
                   krankungen' in der Umgebung eines Impf-
                   lings betroffen (Heteroinokulation), aber
                   auch der Geimpfte selbst kann bei vorhan-
                   dener Prädisposition zu Ekzemen betroffen
                   sein (Autoinokulation).

                   Es kommt zu einem den Pocken ähnlichen
                   Krankheitsbild mit schwerem Verlauf. Die
                   Letalitätsangaben in der Literatur schwan-
                   ken zwischen 10 und 40 %.

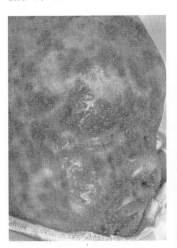

Entnommen aus „Praktische Dermatologie"
von Dr. F. Daniel und Dr. W. Müller
mit freundlicher Genehmigung der Fa. Byk-Essex

Auto-
inokulationen

Vaccinia secundaria: Die Vakzine wird durch
Schmierinfektion auf andere Körperpartien
des Impflings verschleppt (vorwiegend
Gesicht-, Anal- und Genitalregion), an
denen dann Impfpusteln entstehen.

Vaccinia generalisata: Auftreten von Impfpusteln am ganzen Körper durch hämatogene
Aussaat unter Fieberanstieg. Meist liegt
eine Abwehrschwäche zugrunde. Häufig töd-
licher Ausgang.

Postvakzinale Exantheme: In der Regel harmlose Exantheme mit makulösen, makulo-papu-
lösen, papulo-vesikulösen oder urtikariellen
Effloreszenzen. Sie treten 5 - 11 Tage nach
der Impfung auf und bilden sich meist nach
wenigen Tagen zurück.

Postvakzinale Enzephalitis: Ernste Komplikation, die 10 - 15 Tage nach einer
Pockenschutzimpfung auftreten kann. Plötzlicher Beginn mit hohen Temperaturen, menin-
gitischen, myelitischen und enzephalitischen
Symptomen. Letalität in 30 - 60 % der Fälle,
bei Überleben meist bleibende Hirnschädigung.

Hetero-
inokulationen

Vaccinia inoculata: Impfpusteln an uner-
wünschten Stellen durch Übertragung von
Lymphe aus der Impfpustel eines Geimpften
auf Personen der Umgebung, die nicht geimpft wurden oder deren Impfschutz er-
loschen ist.

Dermatologische   Das Risiko einer Pockenschutzimpfung ist
Kontra-   zur Zeit größer als das Risiko selbst, an
indikationen   Pocken zu erkranken, welches quasi Null
der   beträgt (siehe 2.3.1). Daher sind Routine-
Pockenschutz-   Schutzimpfungen überflüssig geworden.
impfung

                         Kontraindikationen bestehen in folgenden
                         Fällen

                         - Hautkrankheiten, insbesondere Ekzeme
                         - fieberhafte oder andere akute Krankheiten
                         - konsumierende Allgemeinerkrankungen
                         - Resistenzminderung
                         - Gravidität
                         - zerebrale Schädigungen
                         - fehlender Abstand zu anderen Lebend-
                           impfungen
                         - Vorsicht bei Risikokindern

MOLLUSCUM CONTAGIOSUM (2.3.3)
(Epthelioma molluscum)
(Epithelioma contagiosum Neisser)
(Dellwarzen)

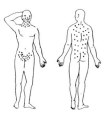

Erreger	▶ Pox virus mollusci (größtes Virus der Quadergruppe)
Realisations- faktoren	▶ Vorkommen bei Kindern häufiger als bei Erwachsenen
	Übertragung durch direkten und indirekten Kontakt (Infektionsmöglichkeiten sind u. a. Badeanstalten, nasse Handtücher).
	▶ Prädisponierend wirken Systemerkrankungen, Immundefekte und längere Kortikoidbehandlung.
Klinisches Bild	Hautfarbene, leicht glänzende, perlartige Papeln mit zentraler Eindellung, steckna- delkopf- bis erbsgroß. Auf Druck entleert sich eine weißliche, teigige Masse, die die charakteristischen Einschlußkörperchen enthält.
	Die Dellwarzen können isoliert, gruppiert, aber auch disseminiert vorkommen. Oft flie- ßen sie zu größeren Geschwülsten zusammen. Geschwüriger Zerfall ist möglich.
	▶ Oft spontanes Abheilen nach 6 - 9 Monaten.
Therapie	▶ Ausschälung mit anschließender Desinfektion. Antibiotische Abschirmung mit Tetrazyklin- Salben.

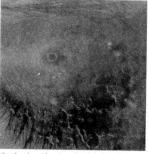

Original-Farbabbildung s. Anhang Abb. 15

Entnommen aus „Praktische Dermatologie"
von Dr. F. Daniel und Dr. W. Müller
mit freundlicher Genehmigung der Fa. Byk-Essex

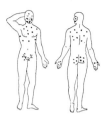

HERPES SIMPLEX (2.4.1)

Erreger   Herpes-simplex-Virus (Herpes-Virus hominis)
                        Inkubationszeit 2 - 7 Tage

                        Typ I: Eruptionen im Bereich von Mund-
                                schleimhaut, Lippen, Kopf und
                                Oberkörper
                        Typ II: verursacht vor allem Herpes geni-
                                talis und glutealis sowie den
                                Herpes neonatalis (Herpessepsis des
                                Neugeborenen)

Symptomatik   Nach einem ein- bis zweitägigem Prodromal-
                        stadium mit Juckreiz und Spannungsgefühl
                        bilden sich gruppenweise angeordnet zunächst
                        ▶stecknadelkopfgroße, wasserhelle, intrader-
                        male Bläschen auf gerötetem Grund, die sich
                        später eitrig trüben und eintrocknen; nach
                        etwa 10 Tagen narbenlose Abheilung unter
                        Hinterlassung roter Flecke.

Primäre   Bis zum Erwachsenenalter machen 90 % der
Manifestation   Menschen eine Herpes-simplex-Erstinfektion
                        durch. In 99 % der Fälle verläuft diese
                        inapparent, bei den restlichen erfolgt die
                        Manifestation in Form folgender virämischer
                        akuter Erkrankungen

Typ I   - Herpes labialis (siehe 21.1.1)
                      ▶ - Gingivostomatitis herpetica (siehe 21.1.2)
                      ▶ - Ceratoconjunctivitis herpetica
                          (kann zur Erblindung führen)
                      ▶ - Meningoencephalitis herpetica
                          (kann zu bleibenden Hirnschäden führen,
                          oft tödlicher Ausgang)
                        - Eccema herpeticatum

Typ II   ▶ - Vulvovaginitis herpetica (siehe 23.1.1.)
                        - Balanitis herpetica (siehe 23.1.1)
                        - Herpes neonatalis (häufig tödlicher Aus-
                          gang, überlebende Kinder zeigen häufig
                          bleibende Hirnschäden)

Sekundäre Manifestation und Realisations- faktoren	Obwohl sich Antikörper im Verlauf der Primär- infektion entwickeln, wird das Virus wahr- scheinlich nicht aus dem Körper eliminiert, sondern es bleibt bei 70 - 90 % ein lebens- längliches Virusträgertum bestehen. Durch verschiedene Provokationsfaktoren wie

▶ - Streß
- UV-Exposition
- Müdigkeit
- Menses
- Traumata
- gastrointestinale Störungen
- Allergien

▶kann es zu sekundären rezidivierenden Herpes-Manifestationen kommen (Herpes simplex recidivans)

Therapie	Lokale Anwendung austrocknender Mittel (z. B. Vioformlotio) *(JDU)* 5-Jod-2-Desoxyuridin-haltige Salben Immunisationsbehandlung mit abgetöteter Herpes-Vakzine

Acyclovir
(Acyclo guanosin)

Kortikosteroide sind kontraindiziert!

Prognose	Abhängig von der Immunitätslage Schwere Fälle mit Todesfolge wurden beobachtet.

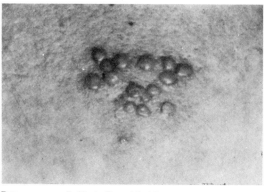

Entnommen aus „Praktische Dermatologie"
von Dr. F. Daniel und Dr. W. Müller
mit freundlicher Genehmigung der Fa. Byk-Essex

ECCEMA HERPETICATUM (2.4.1)
(Eccema herpeticatum KAPOSI)

Symptomatik   ▶In Gebieten mit ekzematisch veränderter
                    Haut, insbesondere bei endogenem Ekzem
                    (siehe 7.1.2), breitet sich die sonst lokal
                    verbleibende Herpes-Effloreszenz diffus aus
                    und ergreift ausgedehnte Hautbezirke (er-
                    leichterte Haftung des Virus durch die Epi-
                    ▶theldefekte). Vor allem sind Kinder betroffen

                    Die Ausbreitung kann per continuitatem,
                    hämatogen oder lymphogen erfolgen.

                    Hohe Temperaturen werden etwa 10 Tage lang
                    ▶beobachtet. Gelegentlich lebensbedrohliches
                    Krankheitsbild.

                    Die Krankheitsdauer beträgt in leichten
                    Fällen 2 - 3 Wochen, bei schwerem Verlauf
                    ist mit 4 - 8 Wochen zu rechnen.
Therapie   - Lokal austrocknende Behandlung (Vioform-
                      Lotio)
                    - Gabe von γ-Globulinen
                    - antibiotische Abschirmung

Prognose   Letaler Ausgang in 10 % der Fälle, meist
                    sind Säuglinge und Kleinkinder betroffen.

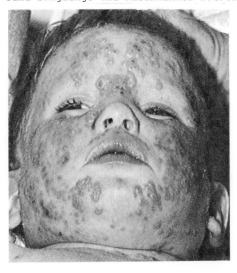

VARIZELLEN (2.4.2)
(Windpocken)
(Wasserpocken)
(Schafblattern)
(Chicken pox)
(Petite vérole volante)

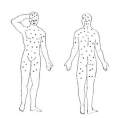

Erreger   ▶Varizellen-Zoster-Virus (Herpes-Gruppe)

Symptomatik   Nach kurzen Prodromalerscheinungen wie
                           Gliederschmerzen, Abgeschlagenheit und
                           Fieber, das bei Kindern fehlen kann, er-
                           scheinen nach einer Inkubationszeit von
                           12 - 21 Tagen frischrote, stecknadelkopf-
                           große Flecke - beginnend am Rumpf, über-
                           greifend auf Gesicht, behaarte Kopfhaut
                           und rumpfnahe Extremitätenabschnitte.

                           Die Flecke wandeln sich innerhalb weniger
                           Tage in Knötchen um und anschließend in
                           gedellte Bläschen mit gerötetem Randsaum
                           und trübem Inhalt, die nach 1 - 2 Tagen
                           eintrocknen. Nach 1 - 2 Wochen Abfallen
                           der Krusten unter Hinterlassung depigmen-
                           tierter Hautstellen.

                           Im Gegensatz zu Pocken ist das Nebenein-
                       ▶   ander aller Stadien kennzeichnend ('Heub-
                           nersche Sternkarte').

                           Varizellen sind hochinfektiös!
                           Juckreiz!

Therapie   - Bettruhe
                           - austrocknende Lokaltherapie mit anti-
                             biotischem und antiseptischem Zusatz
                           - systemische Gabe von Antihistaminika
                             gegen den Juckreiz

Prognose   Bei Kindern komplikationslose Abheilung,
                           bei Erwachsenen oft schwererer Verlauf
                           mit stärkeren Prodromalerscheinungen.

                           Bakterielle Sekundärinfektionen sind häufig.

                           Bei Abwehrschwäche kann es zu hämorrhagi-
                           schen Varizellen kommen, außerdem Pneumonie,
                           Nephritis, Otitis, Meningo-Enzephalitis.

                           Oft persistiert das Virus und führt später
                           zu lokal begrenzten Rezidiven, von denen
                           die Gürtelrose (Zoster) (im Anschluß) die
                           wichtigste Erscheinungsform darstellt.

ZOSTER (2.4.2)
(Herpes Zoster)
(Gürtelrose)
(Zona)
(Shingles)
(in der Antike 'Ignis sacer')

♂♀

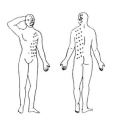

Erreger	Varizellen-Zoster-Virus (Herpes-Gruppe)

Immunologische
Aspekte
- Erstinfektionen nicht-immuner Personen
  verlaufen als Varizellen
- Zweitinfektionen als Zoster: das seit
  der Varizellen-Infektion in den Ganglien
  persistierende Virus vermehrt sich unter
  dem Einfluß verschiedenartiger Noxen
  (u. a. Druck) und breitet sich in den
  von den Ganglien ausgehenden Nerven-
  strängen der Spinal- und Hirnnerven aus.

▶ Die durchgemachte Erkrankung hinterläßt
  lebenslängliche humorale Immunität, die
  jedoch durch hohes Alter, konsumierende
  Erkrankungen und immunsuppressive Therapie
  geschwächt werden.

Frage der
Kontagiosität
Im allgemeinen gering. Gelegentlich kleinere
Epidemien in Arbeits- und Wohngemeinschaften
▶ Bei Kindern können durch Kontakt mit Zoster-
Kranken Varizellen auftreten.

Symptomatik
Inkubationszeit 7 - 18 Tage.

Prodromalerscheinungen wie Fieber und
Störungen des Allgemeinbefindens.

Nach wenigen Tagen Auftreten von kleinen
intraepidermalen Bläschen auf erythematösem
Grund im Bereich des peripheren Ausbreitung.
bezirks eines Hirn- oder Spinalnerven, in de
▶ Regel einseitig. Manchmal aberrierende Bläschen fern dem ursprünglichen Zosterherd.

Umwandlung der Papeln in Bläschen und Puste.
mit zunächst klarem, später eitrig-trübem
Inhalt. Bei schwerer Verlaufsform Blutung
in das Blasenlumen (hämorrhagisch-nekroti-
sierender Zoster).

▶ Starke brennende Schmerzen!

▶ Abheilung nach 2 - 4 Wochen, bei hämorrha-
gisch-nekrotisierendem Zoster unter Narbenbildung.

Vorkommen von Sensibilitätsstörungen,
▶ Neuralgien, vorübergehenden Lähmungen und
Vermehrung der Schweiß und Speichelsekretio.

Zoster generalisatus	Ernstzunehmende Verlaufsform in 2 - 5 % der ▶ Zoster-Erkrankungen; meist bei Abwehrschwäche oder immunsuppressiver Therapie. Es kommt zu exanthemischer Ausbreitung der ursprünglich segmental-lokalisierten Zoster-Effloreszenzen.
Befall innerer Organe	▶ Neben Haut und Schleimhaut können auch innere Organe befallen werden: Gehirn, Herz, Niere, Harnblase, Nebenniere, Nebenhoden, Samenblase
Komplikationen	bakterielle Superinfektion ▶ - Zoster-Enzephalitis und -Meningitis - Keratitis, Korneaperforation, Iridozyklitis bei Zoster ophthalmicus - Otalgien, Stimm- und Gaumensegellähmung bei Zoster oticus - Anurie bei Zoster der Harnblase
Therapie	- Im Frühstadium sehr gutes Ansprechen auf orale Gabe von 8-Methoxypsoralen und anschließende UV-A-Bestrahlung (Black-Light) - systemische Gabe von Analgetika und versuchsweise Vitamin B$_{12}$ gegen die Neuralgien - antibiotische Lokalbehandlung zur Verhinderung von Sekundärinfektionen - in schweren Fällen γ-Globuline
Prognose	Im allgemeinen gut. Je älter ein Patient ist, desto stärker sind die Beschwerden. Es können hartnäckige Neuralgien zurückbleiben.
Bedeutung	Ein Herpes Zoster kann - vor allem bei alten Menschen - auf einen im Körper vorhandenen Tumor hinweisen (paraneoplastisches Syndrom) (s. Anhang Abb.2)

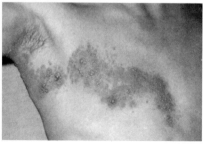

Original-Farbabbildung siehe Anhang Abb. 2

PYODERMIEN (3.1/3.2)

Unter Pyodermien versteht man durch exogene Infektion, meist
durch Staphylo- oder Streptokokken, hervorgerufene entzündliche Erkrankungen der Haut und Hautanhangsgebilde.

Die durch Streptokokken verursachten Pyodermien neigen mehr
zu großflächiger Ausbreitung, die staphylogenen Pyodermien
eher zu umschriebenen, oft abgekapselten und meist an Hautanhangsgebilde gebundenen Prozessen.

Je nach Sitz der Erkrankung in den verschiedenen Hautschichten
bzw. ihrer Anhangsgebilde entstehen völlig verschiedene klinische Bilder:

Eine Infektion der Epidermis wird als IMPETIGO bezeichnet,
▶ spielt sich die Infektion in den Lymphspalten ab, spricht
man von ERYSIPEL, bei flächenhafter Ausbreitung von PHLEGMONE.

Haarfollikelentzündungen nennt man je nach Ausbreitung OSTIO-
FOLLIKULITIS, FOLLIKULITIS oder PERIFOLLIKULITIS. Bei Übertritt in das kutane oder subkutane Gewebe FURUNKEL oder KAR-
BUNKEL, wenn mehrere, nebeneinander liegende Follikel betroffen sind.

Bei Befall der apokrinen Schweißdrüsen (Duftdrüsen) spricht
man von HIDRADENITIS, bei Befall der ekkrinen Schweißdrüsen
von PERIPORITIS.

IMPETIGNISIERUNG bedeutet, daß andere Krankheiten sekundär
mit Bakterien infiziert sind.

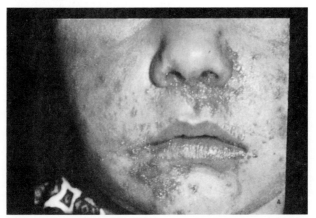

Impetigo contagiosa (s. Anhang Abb. 9)

IMPETIGO CONTAGIOSA (3.1.1)

Erreger	▶ Bakterielle Infektion durch Staphylo- und Streptokokken, meist bei Kindern.
Dispositions-faktoren	▶ Mangelnde Hygiene, Abwehrschwäche (oft im Anschluß an Erkältungskrankheiten)
Symptomatik	KLEINBLASIGE IMPETIGO CONTAGIOSA

▶ Stecknadelkopfgroße, zartwandige Bläschen und Pusteln mit entzündlichem Randsaum, nach deren Platzen sich durch Eintrocknen des Eiters charakteristische honiggelbe Krusten auf erythematösem Grund bilden. Häufig Juckreiz!

GROSSBLASIGE IMPETIGO CONTAGIOSA
(Staphylodermia bullosa)

Große, schlaffe Hypopyon-Blasen (Sedimentation von Leukozyten) und verkrustete Erosionen mit Blasenresten am Rand. Meist durch Staphylokokken verursacht.

Komplikationen	▶- Impetigo-Nephritis (vor allem bei der kleinblasigen Impetigo contagiosa) - Impetigo-Konjunctivitis - Impetigo-Otitis
Prognose	Bei rechtzeitiger Therapie gut. Narbenloses Abheilen der Hautläsionen unter Hinterlassung temporärer rötlicher Makula.
Therapie	- Abweichen der Krusten - lokale Anwendung desinfizierender Lotionen und Antibiotika nach Erregertest - in schweren Fällen auch systemische Gabe von Antibiotika - hygienische Maßnahmen
Sonderformen	1. STAPHYLODERMIA SUPERFICIALIS BULLOSA NEONATORUM 2. STAPHYLODERMIA SUPERFICIALIS DIFFUSA EXFOLIATIVA 3. BULLA RODENS

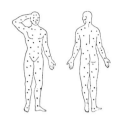

1. STAPHYLODERMIA SUPERFICIALIS BULLOSA
   NEONATORUM
   (Impetigo bullosa)
   (Pemphigus acutus neonatorum)
   (Säuglingspemphigoid)
   ♀♂

Symptomatik   ▶ Meist bei Neugeborenen und Säuglingen
                   ▶ Kontagiös!

                   Riesenhafte Schälblasen mit Neigung zu Ge-
                   neralisation. Das Krankheitsbild kann einer
                   Verbrennung 2. Grades ähnlich werden oder
                   an die mechanisch ausgelöste Epidermolysis
                   bullosa hereditaria (siehe 1.2) erinnern.

Therapie   - Lokale Maßnahmen wie bei Impetigo
                     contagiosa
                   ▶ - Breitbandantibiotika nach Erregertest

2. STAPHYLODERMIA SUPERFICIALIS DIFFUSA
   EXFOLIATIVA
   (Dermatitis exfoliativa neonatorum)
   (Morbus Ritter von Rittershain)
   (Dermatitis exfoliativa Ritter von Rittershain)
   ♀♂

Symptomatik   Generalisation des o. a. Säuglingspemphi-
                   goids (Erythrodermie der Impetigo conta-
                   giosa (siehe auch 11.1.3))unter großflächi-
                   ger Ablösung der oberflächlichen Epidermis-
                   schichten.

                   Ernstzunehmendes Krankheitsbild, das von
                   manchen Autoren dem Lyell-Syndrom (siehe
                   7.1.6) zugerechnet wird.

Therapie   - Klinikeinweisung
                   - Breitbandantibiotika nach Erregertest
                   - lokale Maßnahmen wie bei Impetigo conta-
                     giosa
                   - Kontrolle der Elektrolyte
                   - evtl. werden Plasma- und Bluttransfusio-
                     nen nötig.

3. BULLA RODENS
   (Bulla serpens)
   (Umlauf)
   (Staphylodermia bullosa superficialis)

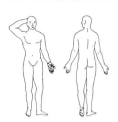

Symptomatik   Große Blase mit ausgeprägtem entzündlichen
                   Randsaum, meist an Stellen mit dicker Horn-
                   haut lokalisiert.

Therapie   Abtragung der Blasendecke und Seifenbäder.
                   Außerdem lokale Anwendung desinfizierender
                   Lotionen und Antibiotika nach Erregertest.

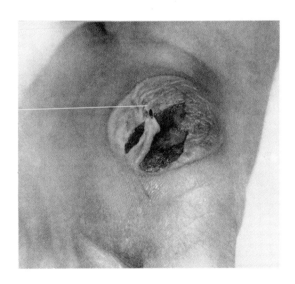

ERYSIPEL (3.1.2)
(Wundrose)
(Rose)

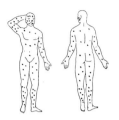

Erreger

▶ β-hämolysierende Streptokokken

**Dispositions-
faktoren**

- Konsumierende Erkrankungen wie Diabetes
  mellitus, M. Hodgkin, Leukämien, Tumore,
- Antikörpermangel und Resistenzschwäche
  (z. B. durch Hepatopathien)
▶ - Begünstigung durch Hautläsionen (u.a. bei
    Mykosen) wie Kratzer, Rhagaden, Erosionen
    Nabelwunde als Eintrittspforte der Erreger

Symptomatik

▶ Akutes Erysipel: flammenförmige, scharf
abgegrenzte, sich rasch peripherwärts aus-
breitende Rötung und Schwellung eines umschriebenen Hautbezirks; einhergehend mit
▶hohen Temperaturen, Schüttelfrost und Beeinträchtigung des Allgemeinbefindens.

Chronisch-rezidivierendes Erysipel: entsteht bei Zurückbleiben einiger Erreger,
dem Versäumnis die Eintrittspforten zu
sanieren oder bei starker Resistenzminde-
rund; schwächer ausgeprägte Krankheits-
symptome, aber zunehmende Obliteration der
Lymphgefäße mit Lymphstauung; kann an den
Unterschenkeln zum Krankheitsbild der
'Elephantiasis nostras' führen.

**Besondere
Lokalisation**

Larynx-Erysipel: oft nach operativen Ein-
griffen im HNO-Bereich, letaler Ausgang
▶infolge eines Glottis-Ödems ist möglich.

Lid-Erysipel: als Folge können Nekrosen
entstehen, bei Fortleiten der Infektion
über die Vv. angulares ist die Möglichkeit
einer thrombophlebitischen Sepsis gegeben.

Vulva-Erysipel: kann zur Labiennekrose
führen.

Penis-Erysipel: kann zur Penis-Gangrän
führen.

Komplikationen   Außer den auf der vorigen Seite schon er-
                       wähnten Komplikationen können, vor allem
                       bei Abwehrschwäche, auftreten:

                       - Nephritiden
                       - Pneumonien
                       - Peri-, Myo- und Endokarditiden

                       ▶ Schleimhautbefall möglich!

                       Beim Übergreifen der Infektion auf die
                       Subkutis entstehen Abszesse und Phlegmonen
                       (Erysipelas phlegmonosum).

Therapie   - systemische Gabe von Penicillin in hohen
                         Dosen
                       - feuchte Umschläge und antibiotische
                         Salben
                       - Beseitigung der Eintrittspforten

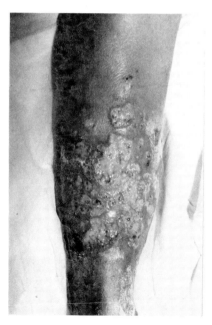

Phlegmonöses Erysipel

OSTIOFOLLIKULITIS (3.2)
(Follikulitis staphylogenes superficialis)
(Impetigo follicularis)
(Impetigo Bockhard)

und

FOLLIKULITIS (3.2)
(tiefe Follikulitis)
♂♀

Erreger	Staphylokokken
Erregernachweis	<u>Mikroskopisch:</u> Ausstrichpräparat <u>Kulturell:</u> Man hält einen Staphylokokken im allgemeinen für pathogen, wenn er Farbstoff und Koagulase bildet, Mannit vergärt, Gelantine verflüssig und Blut hämolysiert. <u>Lysotypie</u> mit Phagen
Pathogenese	Staphylokokken dringen in den Haarfollikel ein und verursachen zunächst bei Befall des Ostiums (Follikeleingang) eine Ostiofollikulitis. Geht die Erkrankung tiefer und betrifft sie den ganzen Follikel, so spricht man von einer Follikulitis.
Krankheitsbild	Pustel mit gerötetem Randsaum und zentralem Haar, oft gruppenweises Auftreten; Schmerz- und Spannungsgefühl, häufig chronischer Verlauf.
Dispositions-faktoren	- starke Seborrhoe - mangelnde Hygiene - juckende Dermatitiden
Therapie	- Eröffnen der Pusteln mit Pinzette und Herauszupfen des Haares, Abtupfen des Eiters. - Lokale desinfizierende und antibiotische Maßnahmen

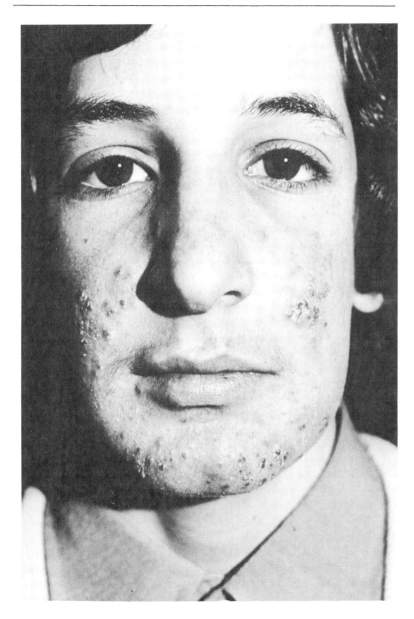

FURUNKEL (3.2)
KARBUNKEL (3.2)
FURUNKULOSE (3.2)

♂♀

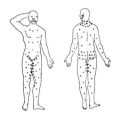

Pathogenese

FURUNKEL

Staphylokokkenbefall des Follikels und
perifollikulären Gewebes mit Übertritt in
das kutane und subkutane Gewebe - meist
auf dem Boden einer Follikulitis infolge
schlechter Abwehrlage des Organismus oder
starker Virulenz des Erregers.

Durch direkte Einwirkung der Bakterien
kommt es zur entzündlichen Reaktion mit
nachfolgender Abszedierung und Zerstörung
des Haarbalges, der als nekrotischer Pfropf
abgestoßen wird. Der Gewebsdefekt wird anschließend durch Granulationsgewebe ersetzt.

KARBUNKEL

Sind mehrere nebeneinanderliegende Follikel
betroffen, so spricht man von einem Karbunkel.

FURUNKULOSE

Wiederholte Erkrankung des Patienten an
Furunkeln - meist aufgrund mangelnder
Immunisierung der Haut gegenüber den Sta-
phylokokken, häufig im Zusammenhang mit
Diabetes mellitus.

Dispositions-
faktoren

- Starke Seborrhoe
- Juckende Dermatosen
- Hautreizende Kleidung
- Mangelhafte Ernährung und Hygiene

Vor allem bei Karbunkeln und rezidivierender Furunkulose sind Stoffwechselerkrankungen wie Diabetes mellitus und sonstige
konsumierende Erkrankungen abzuklären.

Therapie   Ruhigstellen und keinesfalls ausdrücken!

- Desinfektion der Umgebung
- Schieferteerwatteverband zur schnelleren
  Reifung
- Antibiotika extern und intern nach
  Erregertest
- bei verzögertem Durchbruch ist eine
  breite chirurgische Inzision indiziert
  Karbunkel: Exzision d. Nekrosen
- bei Karbunkeln außerdem flüssige Nahrung
  und Sprechverbot

- bei rezidivierender Furunkulose Versuch
  mit Autovakzine

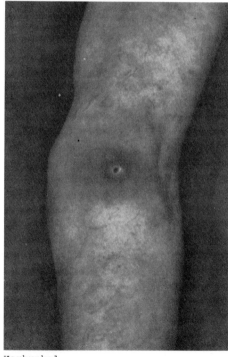

Karbunkel

Entnommen aus „Praktische Dermatologie"
von Dr. F. Daniel und Dr. W. Müller
mit freundlicher Genehmigung der Fa. Byk-Essex

eitrig
HIDRADENITIS SUPPURATIVA (3.2)
(Schweißdrüsenabszess)

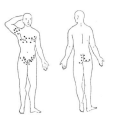

Pathogenese   Staphylokokkenbefall der _apokrinen_ Schweiß-
                       drüsen, meist nach vorangegangenem Ver-
                       schluß.

Krankheitsbild   Es handelt sich um Gruppen von haselnuß-
                       großen, druckschmerzhaften Knoten auf ent-
                       zündlich geröteter Umgebung, die zu größe-
                       ren Infiltraten verschmelzen können. Mit
                       der Zeit abszedieren einzelne Knoten und
                       entleeren Schweiß und Eiter nach außen.

                       Oft chronisch-rezidivierender Verlauf.

Dispositions-   - Starkes Schwitzen
faktoren   - Reibende Kleidung
                       - Rasieren der Achselhöhle
                       - Stoffwechselerkrankungen

Therapie   - Antibiotika lokal und systemisch nach
                         Erregertest
                       - Stichinzision
                       - langfristige Desinfektion der betroffenen
                         Hautareale

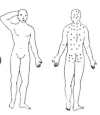

PERIPORITIS DES NEUGEBORENEN (3.2)
(Multiple Schweißdrüsenabszesse der Säuglinge)
(Staphylodermia sudoripara suppurativa)

Erreger	Staphylokokken
Pathogenese	Staphylokokkenbefall der <u>ekkrinen</u> Schweiß-drüsen vornehmlich geschw<u>ächter</u> Säuglinge
Krankheitsbild	An den Schweißdrüsenmündungen entstehen auf entzündlich gerötetem Grund steck-nadelkopfgroße Pusteln, die später kirsch-rot werden und in die Tiefe abszedieren. Es kommt zur spontanen Entleerung von Eiter. Das Krankheitsbild ähnelt dem des Furunkels, jedoch fehlt der zentrale Nekrosepfropf.
Dispositions-faktoren	- mangelhafte Pflege - schlechte Ernährung - Abwehrschwäche - übermäßig warme Bekleidung - starkes Schwitzen - Cave fiebersenkende Mittel!
Therapie	Klinikeinweisung und Verbesserung des Allgemeinzustandes, außerdem lokale Des-infektion und Antibiotika extern und intern nach Erregertest.

HAUTTUBERKULOSE (3.3.1)

Erreger	▶Mycobacterium tuberculosis

Erregernachweis

mikroskopisch: Ausstrichpräparat
kulturell: Eiernährböden
histologisch: tuberkuloide Strukturen im
               Corium
Tierversuch

Tuberkulöser
Primärkomplex
der Haut

Die meisten Hauttuberkulosen sind Teil-
erscheinungen einer Allgemeintuberkulose
oder neuerliche Infektionen bei einem schon
früher tuberkulösen Menschen. Ein tuber-
▶kulöser Primäraffekt der Haut ist außer-
ordentlich selten und kommt fast nur bei
Säuglingen vor: An der Eintrittsstelle der
Tuberkelbakterien (meist Rachenraum) entwickelt sich ein rot-braunes, weiches
Knötchen, das geschwürig zerfällt. Bei
guter Abwehrlage kommt es zur Abkapselung,
▶andernfalls zur hämatogenen Generalisation.
Zusammen mit Lymphangitis und regionärem
Lymphknotenbefall entsteht der Primärkomplex

Immunologische
Aspekte und
Aussagefähig-
keit des
Tuberkulin-
Tests

Durch die Überwindung des Primärkomplexes
(Tuberkulin-Test zur Zeit des Primärkomplexes negativ) wird der Körper in einen Zustand der tuberkulo-spezifischen Infektions-
immunität versetzt (ab diesem Zeitpunkt
positive Tuberkulinreaktion), die vor einer
erneuten Infektion schützt.

Ansteckung

Die Ansteckungsgefahr bei Hauttuberkulosen
ist nur bei geschwürigem Zerfall gegeben,
praktisch ist sie so gering, daß besondere
Isolierungs- und Schutzmaßnahmen gegenüber
der Umgebung nicht notwendig sind.

Histologie

▶Epitheloidzellgranulome in Corium und
Subkutis.

Formen

1. TUBERCULOSIS CUTIS LUPOSA

▶2. TUBERCULOSIS CUTIS VERRUCOSA

3. TUBERCULOSIS CUTIS COLLIQUATIVA

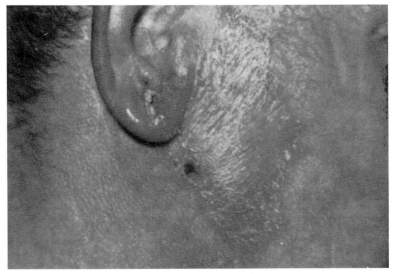

Entnommen aus „Praktische Dermatologie"
von Dr. F. Daniel und Dr. W. Müller
mit freundlicher Genehmigung der Fa. Byk-Essex

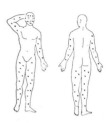

1. TUBERCULOSIS CUTIS LUPOSA
   (Lupus vulgaris)

   ♀♂

Symptomatik

Der Lupus vulgaris ist die häufigste Form
der Hauttuberkulose. Die Tuberkelbakterien
▶können von außen in die Haut eindringen,
viel öfter erfolgt beim Lupus vulgaris die
▶Infektion aber auf dem Lymph- oder Blutweg. Meist sind schlecht durchblutete Ge-
biete des Gesichts oder die Extremitäten
betroffen.

Klinisch finden sich <u>schmerzlose</u>, braun-
rote Tuberkel, die unter Glasspateldruck
als nicht wegdrückbare 'apfelgeleeartige'
Aufhellungen imponieren. Die Konsistenz ist
<u>weich</u>. Bei leichtem Sondendruck kommt es
▶zum Einbruch der Haut ('<u>Einbruchsphänomen</u>').

Man unterscheidet

<u>Lupus exfoliativus:</u> Die Epidermis über dem
Lupusherd ist dünn und schuppend.

<u>Lupus exulcerans:</u> Das pathologische Gewebe
ist so mächtig, daß die Ernährung leidet,
es resultieren Ulzerationen mit flachem,
leicht blutendem Grund und ausgezackten,
unterwühlten Rändern, die oft von Krusten
aus eingetrocknetem Sekret bedeckt sind.

<u>Lupus mutilans:</u> Durch Übergreifen auf Knor-
pel und Verödung der Gefäße führt der Lupus
zu Verstümmelungen (ektropionierte Augenlider, 'abgegriffene' Nasen und Ohren,
Mikrostomie, selbst Abfall von Fingern und
Zehen wurden beobachtet.

<u>Lupus verrucosus:</u> Es finden sich beträcht-
liche Wucherungen des erkrankten Gewebes.

Komplikationen

Auf Lupusnarben entstehen häufig Präkanzerosen und spinozelluläre Karzinome.

Therapie

- Tuberkulostatika (INH, Neoteben, Rimifon)
- Höhensonnenbestrahlung und Vitamin-D_2-Gabe
- evtl. Exzision kleinerer Herde
- bei Mutilationen plastische chirurgische
  Maßnahmen

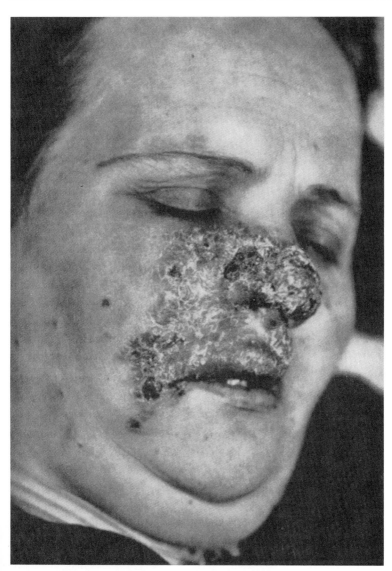

Entnommen aus „Praktische Dermatologie"
von Dr. F. Daniel und Dr. W. Müller
mit freundlicher Genehmigung der Fa. Byk-Essex

2. TUBERCULOSIS CUTIS VERRUCOSA
   (Verruca necrogenica)
   (Leichentuberkel)
   (Tuberculum anatomicum)

   ♂♀

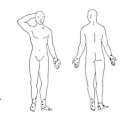

Symptomatik

Es handelt sich um eine warzenförmige Tbc
▶ der Haut, die nach exogener Infektion vor
▶ allem an Händen und Füßen auftritt. Beson-
▶ ders gefährdet sind Berufsgruppen, die mit
Mykobakterien-haltigem Material in Berührung kommen (Pathologen, Veterinäre, Schlach-
ter, Landwirte).

Am Ort des Eintritts der Tuberkelbakterien
entsteht ein bläulich-rotes Knötchen, das
sich rasch vergrößert (u. U. konfluierende
Herde). Es kommt zur zentralen Verhornung
mit charakteristischem rot-lividen Randsaum.

Die Tuberculosis cutis verrucosa greift
nicht in die Tiefe und führt auch bei
jahrelangem Bestehen nicht zu den schweren
Folgen des Lupus vulgaris. Eine narbenlose
Abheilung ist möglich.

Therapie

Tuberkulostatika
evtl. chirurgische Exzision der Herde

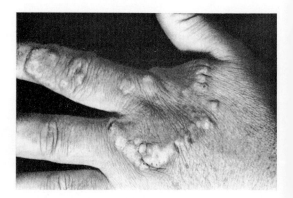

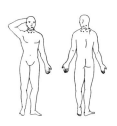

3. TUBERCULOSIS CUTIS COLLIQUATIVA
   (Scrofuloderm)
   ('Gommes scrofuleuses')

Symptomatik   Subkutane Form der Hauttuberkulose, die
                     von einschmelzenden Tbc-Herden oder auch
                     von einem tuberkulösem Lymphknoten aus auf
                     die Haut übergreift.

                     Häufig bei Jugendlichen!

                     Es entstehen vorwiegend im Halsbereich
                     halbkugelige schmerzlose Knoten unter
                     livide geröteter Haut, die ulzerieren, per-
                     forieren und flüssigen Eiter entleeren
                     können.

Therapie   Frühzeitige chirurgische Entfernung
                     Tuberkulostatika

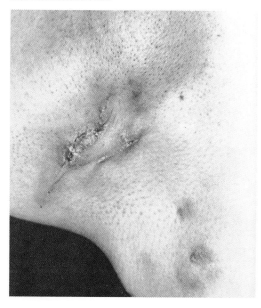

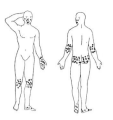

LEPRA (3.3.2)
(Aussatz)
(Morbus Hansen)

Erreger

Mycobacterium leprae
Inkubationszeit zwischen mehreren Monaten
und Jahren

Klinisches
Bild

Die Lepra war früher in Europa weit ver-
breitet, kommt heute jedoch nur noch in
den Tropen und Subtropen vor. Man schätzt
zur Zeit zwischen 10 und 15 Millionen
Lepra-Kranke.

Aufgrund der spezifischen Immunität und
individuellen Resistenz kann man folgende
Krankheitstypen unterscheiden:

LEPRA MACULO-ANAESTHETICA
(tuberkuloider Typ)

Allergisch-hyperergische Verlaufsform der
Lepra bei guter Abwehrlage des Organismus,
die vorwiegend Haut und Nerven befällt:
scharf begrenzte Flecke mit z. T. rand-
ständigen Papeln, die sich vergrößern und
unter Hinterlassung von depigmentierten,
▶ atrophischen Herden abheilen; Sensibilitätsstörungen im Zentrum der Herde.

LEPRA TUBEROSA
(lepromatöser Typ)

Anergische, infektiöse Verlaufsform der
Lepra bei schlechter Abwehrlage; befällt
außer Haut und Schleimhäuten auch innere
Organe, Muskeln, Sehnen und Knochen: unscharf begrenzte, rot-braune Flecke und
Knoten, die sogenannten Leprome, später
geschwüriger Zerfall; gleichzeitig Auftreten von trophischen Störungen (Mutilationen, Sensibilitätsverlusten und Lähmungen).

Zwischenformen werden als Lepra indetermi-
nata oder - beim Übergang von der tuber-
kuloiden zur lepromatösen Form - als
▶ BORDERLINE-Lepra bezeichnet.

▶Lepromin-Reaktion kann positiv oder negativ
sein.

Lepromin-Test   Intrakutane Injektion einer erregerhaltigen
                       Suspension: bei positivem Ausfall nach 1 -
                       3 Tagen scharf umgrenzte Rötung, übergehend
                       in eine rot-violette Papel mit geschwürigem
                       Zerfall.

                       Positiver Lepromin-Test bei tuberkuloidem
                       Typ

                       Negativer Lepromin-Test bei lepromatösem
                       Typ

Therapie   Diaminodiphenylsulfon (DDS)
                       ausreichende Ernährung und Hygiene

Prognose   Während der tuberkuloide Typ zur Selbst-
                       heilung neigt, verläuft der ansteckende
                       lepromatöse Typ äußerst chronisch und in
                       Schüben progredient.

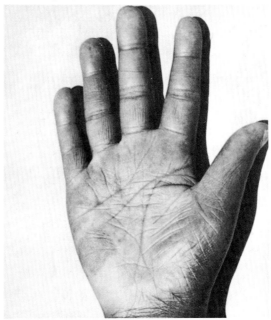

Lepra maculo-anaesthetica

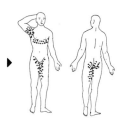

ERYTHRASMA (3.3.3)

♂♀

Erreger	▶Es handelt sich um eine oberflächliche Infektion durch das Corynebakterium minutissimum (Nocardia minutissima) und nicht um eine Pilzerkrankung, wie man ursprünglich annahm.
Klinisches Bild	Das klinische Bild ist durch gelb-rot-bräunliche, im Niveau der Haut gelegene, flächenhafte Herde mit zarter Schuppung gekennzeichnet, die bald zu bogenförmigen Erythemen mit scharfem, zuweilen etwas erhabenen Randsaum konfluieren. In der unmittelbaren Nachbarschaft können kleinere Einzelherde auftreten. Gelegentlich wird über Juckreiz unter Wäremeinfluß geklagt.
	Die Krankheit zeigt meist einen chronischen Verlauf und neigt zu Rezidiven.
Diagnostik	▶Die Krankheitsherde zeigen im Wood-Licht eine dunkelrote Fluoreszenz.
Therapie	Meist genügen desinfizierende lokale Maßnahmen. In schweren Fällen sind Breitspektrumantibiotika (auch intern) indiziert. Es empfiehlt sich die Körperpflege mit sauren Seifen, um Rezidiven vorzubeugen.

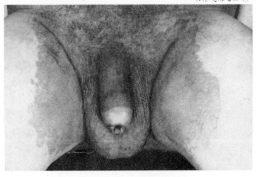

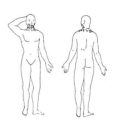

AKTINOMYKOSE (3.3.4)
(Strahlenpilzerkrankung)

Erreger

Actinomyces israelii

Zählt zu den Aktinomyzeten, einer Gruppe von fadenförmigen Mikroorganismen, die bei oberflächlicher Betrachtung den Pilzen ähneln, heute aber den Bakterien zugeordnet werden.

Saprophytäres Vorkommen in der Mundhöhle (auch bei Gesunden), in der Außenwelt so gut wie nicht anzutreffen.

Eintrittspforte und Realisationsfaktoren

Durch kleinere Läsionen der Haut oder Schleimhäute, vor allem im Mundbereich, können die Erreger, meist durch begleitende Streptokokken oder Staphylokokken aktiviert, in tiefere Gewebsschichten vordringen (kutane bzw. zerviko-faziale Form). Auch ein Eindringen durch die Darmwand ist möglich (abdominale Form).

Verminderte Resistenz des Organismus begünstigt die Infektion.

Klinisches Bild

▶ Anfangs kommt es zu brettharten, wenig schmerzhaften, blau-violetten, tumorähnlichen Infiltraten, die von ödematösen Schwellungen umgeben sind. Durch anschließende
▶ Fistelung entstehen chronisch-entzündliche Höhlensysteme mit serös-eitrigem Abszeß-
▶ inhalt der die typischen Aktinomyzesdrusen (makroskopisch sichtbare, stecknadelkopfgroße, gelbliche Körnchen) enthält.

Schlechte Heilungstendenz!

Auch Befall innerer Organe (Lunge, Abdomen)!

Therapie

Penicilline oder Breitbandantibiotika chirurgische Exzision mit Drainage

DERMATOMYKOSEN (4)

sind durch Pilze hervorgerufene Infektionskrankheiten der Haut
und Schleimhäute, die in letzter Zeit an Häufigkeit zunehmen.

Man unterscheidet

- Fadenpilze (Dermatophyten)   Epidermophyton
                                 Trichophyton
                                 Microsporum

- Hefepilze (Sproßpilze)   Candida-Arten
                                 Cryptococcus
                                 Aspergillus

- Schimmelpilze   Aspergillus
                                 Mucor
                                 Penicillinum

Fadenpilze
leben im Keratin der Haut, Haare und Nägel und dringen nicht
in tiefer gelegene Gewebsschichten ein (oberflächliche Mykose)

- Epidermophyton-Arten befallen Haut und Nägel
- Trichophyton-Arten befallen Haut, Haare und Nägel
- Mikrosporon-Arten befallen Haut und Haare.

Der superfizielle Pilzbefall kann mit kaum merklichen Altera-
tionen der Haut einhergehen, andererseits können schwerste
entzündliche Veränderungen auftreten, die Narbenbildungen und
Verlust der Hautanhangsgebilde zur Folge haben.

Hefepilze
finden sich meist als Saprophyten auf Haut und Schleimhäuten
und können unter bestimmten Bedingungen akute, subakute und
chronische Infektionskrankheiten auslösen. Befallen werden bevorzugt Schleimhäute und Intertrigines, aber auch innere Organe (tiefe Mykose).

Schimmelpilze
sind nur u. U. pathogen, meist Sekundärinfektion, und haben
für Hauterkrankungen kaum Bedeutung. Häufig führen sie jedoch
zu schwerwiegenden Veränderungen an inneren Organen.

TINEA (Dermatophyteninfektionen der Haut) (4.1.1)

Man faßt unter dem Begriff 'Tinea' (Flechte) alle Infektionen
der Haut (Epidermophytien), Haare (Trichophytien) und Nägel
(Onychomykosen) zusammen, die durch Fadenpilze hervorgerufen
werden. Meist handelt es sich um Mischinfektionen der verschiedenen Erreger.

Erreger	Fadenpilze (Dermatophyten) der Genera - Epidermophyton - Trichophyton - Microsporum
Erregernachweis	mikroskopisch: Nativpräparat kulturell: Agarnährböden nach Grütz und Sabouraud (1 - 3 Wochen) histologisch: Probeexzision und PAS-Färbung (Sporen und Myzel färben sich im Gewebe rot an)
berufliche und außerberufliche Dispositions- faktoren	- Defekter Säureschutzmantel durch Ver- letzungen - Fehlender Säureschutzmantel zwischen Fingern und Zehen ▶ - Schweißbildung und Wärmestau durch un- günstiges Schuhwerk (Soldaten, Bergarbeiter) - Arbeiten im feuchten Milieu - Benutzung von Freibädern und Gemeinschafts- duschräumen - konsumierende Erkrankungen wie Diabetes mellitus, Lymphgranulomatose, Leukämien und Tumoren - Antikörpermangel und Resistenzschwäche z. B. durch Hepatopathien - Medikamente wie Antibiotika, Zytostatika, Kortikoide

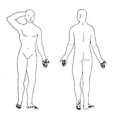

TINEA MANUM ET PEDUM (4.1.1)
(Epidermophytia manum et pedum)
(Fußpilz)

♂♀

Erreger   Epidermophyton- und Trichophyton-Arten

Symptomatik   Es handelt sich hierbei um die häufigste
                       Pilzerkrankung überhaut, die oft auch Aus-
                       gangspforte für andere Pilzinfektionen
                       bildet. Die Infektionsrate wächst mit zu-
                       nehmendem Alter.

                       Je nach Schwere der Erkrankung lassen sich
                       drei Formen unterscheiden:

                       Intertriginöse Form: In den Interdigital-
                       räumen der Hände und noch häufiger der Ze-
                       hen kommt es zu feuchter Schuppung auf ge-
                       rötetem, oft mazeriertem Grund. In erster
                       Linie wird der 3. und 4. Interdigitalraum
                       befallen.

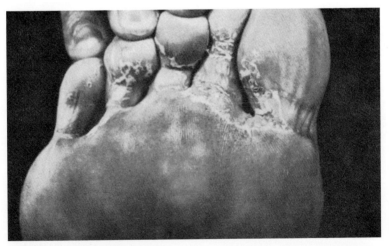

Entnommen aus „Praktische Dermatologie"
von Dr. F. Daniel und Dr. W. Müller
mit freundlicher Genehmigung der Fa. Byk-Essex

Squamös-hyperkeratotische Form: An den
Handinnenflächen und im Fußgewölbe bilden
sich Hyperkeratosen mit mehlstaubartigen
Belägen, die von schmerzhaften Rhagaden
durchzogen sind.

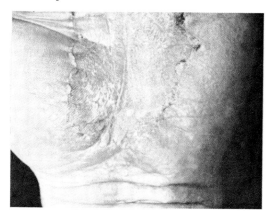

Dishydrotische Form: An den Beugeseiten
von Fingern, Zehen und Fußsohlen entstehen
stecknadelkopfgroße, juckende Bläschen,
deren Decke bald platzt. Es entstehen häufig
Sekundärinfektionen.

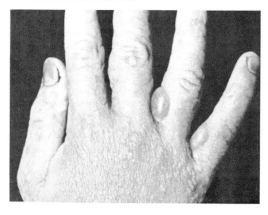

Diagnostik	- Anamnese
	- klinisches Bild
	- mikroskopischer und kultureller Erreger-
	  nachweis (Entnahme des Erregermaterials
	  aus den schuppenden Randläsionen)

Therapie	Die Therapie erfordert insgesamt viel
	Geduld!
	
	- Bäder mit desinfizierenden Lösungen
	  (Kaliumpermanganat)
	- nach Abklingen der entzündlichen Er-
	  scheinungen lokale Anwendung von Anti-
	  mykotika (Clotrimazol, Tolnaftat)
	- Nachbehandlung mit antimykotischen Pudern

Prognose	Hartnäckig und zu Rezidiven neigend! Die Möglichkeit einer Sekundärinfektion mit Streptokokken (Erysipel) oder anderen Erregern ist aufgrund der Rhagadenbildung gegeben. Auch psoriatische Eruptionen kön- nen durch Anwesenheit der Pilze provoziert werden.

Prophylaktische
Maßnahmen
	- Gutes Abtrocknen der Interdigitalräume
	  nach dem Baden und Trennung der Berüh-
	  rungsflächen
	- Desinfektion von Schuhen und Strümpfen
	  und häufiger Schuh- und Strumpfwechsel,
	  Baumwollstrümpfe anstelle von Kunstfasern
	- Beseitigung der begünstigenden Faktoren

TINEA CORPORIS (4.1.1)
(Epidermophytia corporis)
(Trichophytia superficialis)
(Scherende Flechte)

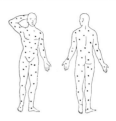

Erreger	Epidermophyton- und Trichophyton-Arten
Symptomatik	Scheibenförmige, relativ scharf begrenzte, randwärts erhabene, schuppende Erytheme, die zentral abheilen und sich peripherwärts ausdehnen. Übergang in pustulöse Formen (Herpes tonsurans) sind möglich.
Diagnostik	- Anamnese (oft Übertragung durch Tiere) - klinisches Bild - mikroskopischer und kultureller Erregernachweis (Erregermaterial aus der Randzone des Herdes)
Therapie	- lokale Anwendung von Antimykotika (Clotrimazol, Tolnaftat) ▶ - in schweren Fällen auch systemische Anwendung von Griseofulvin
Prognose	zu Rezidiven neigend
Prophylaxe	Desinfektion der Kleidung Waschen mit sauren Seifen

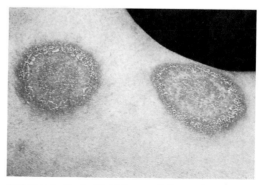

Original-Farbabbildung siehe Anhang Abb. 11

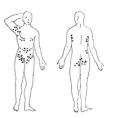

TINEA INGUINALIS (4.1.1)
(Epidermophytia inguinalis)
(Tinea inguinalis HEBRAE)
(Ekzema marginatum HEBRAE)

Erreger	Epidermophyton- und Trichophyton-Arten
Symptomatik	Bis zu handtellergroße, oft polyzyklisch begrenzte, schuppende Erytheme mit stark entzündlichem Randsaum, oft mit Juckreiz einhergehend.
Diagnostik	- klinisches Bild ▶ - mikroskopischer und kultureller Erreger-nachweis (Material aus Randschuppen)
Therapie	Lokale austrocknende und desinfizierende Maßnahmen und Antimykotika; in schweren ▶ Fällen systemische Gabe von Griseofulvin
Prognose	zu Rezidiven neigend
Prophylaxe	Desinfektion der Kleidung Waschen mit sauren Seifen

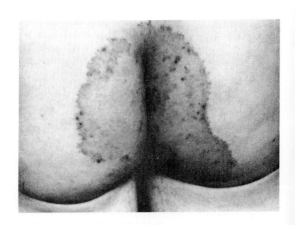

TRICHOPHYTIA BARBAE ET CAPITIS (4.1.1)
(Trichophytia barbae profunda)
(Tinea barbae)
(Tiefe Trichtophytie)
(Kälberflechte)
(Kerion celsi)
(Sycosis parasitaria)

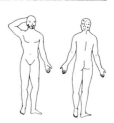

Erreger   verschiedene Trichophyton-Arten

Symptomatik   Es bilden sich rötlich, teigig weiche Herde,
                   die von Pusteln und Krusten bedeckt sind
                   und auf Druck Eiter entleeren. Die Haare
                   brechen im erkrankten Gebiet ab.

Diagnostik   - mikroskopischer und kultureller Erreger-
                     nachweis
                   - im Woodlicht schwach grünliche Effloreszenz

Therapie   - Kurzschneiden der Haare und Abrasieren
                     des Bartes
                   - Pusteln steril eröffnen
                   - Austrocknen mit desinfizierenden Pudern
                   - lokale Anwendung von Antimykotika
                 ▶ - systemische Anwendung von Griseofulvin

Prognose   Manchmal spontanes Abheilen innerhalb von
                   2 - 3 Monaten, oft unter Hinterlassung von
                   Narben

Prophylaxe   Haare kurzhalten
                   häufiges Waschen mit sauren Seifen

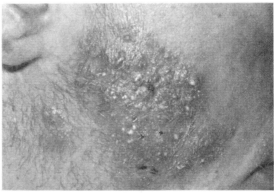

sogenanntes Kerion Celsi
Original-Farbabbildung s. Anhang Abb. 16

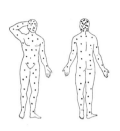

MIKROSPORIE (4.1.1)
(Tinea corporis/capitis microsporica)

Meldepflichtig!

Erreger	Microsporum Audouini
Symptomatik	Es handelt sich um eine epidemische Pilz-infektion, die vorwiegend bei Kindern auf-tritt. Unsystematisch über den Kopf ver-streut bilden sich runde oder ovale mit wei-ßen, staubähnlichen Schuppen bedeckte Lä-sionen verschiedener Größe, die sich lang-sam peripherwärts ausdehnen.

Die Haare sind etwa 1 mm über der Hautober-fläche abgebrochen.

Geringe entzündliche Reaktion!
Juckreiz fehlt!

Bei Befall der Körperhaut entwickeln sich linsengroße, leicht gerötete, schuppende randbetonte Herde.

Diagnostik	- mikroskopischer und kultureller Erregernachweis - gelb-blau-grün-Effloreszenz im Wood-Licht
Therapie	- Lokale Anwendung von antiseptischen und antimykotischen Tinkturen - Systemische Gabe von Griseofulvin
Prognose	Kein bleibender Haarausfall!

Oft spontane Abheilung nach der Pubertät, da zu diesem Zeitpunkt die Talgdrüsen antimykotisch wirkende langkettige Fett-säuren produzieren.

Prophylaxe	Regelmäßige Kontrollen im Wood-Licht.

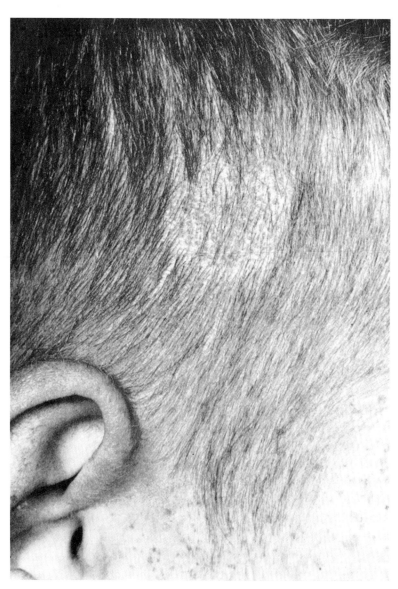

Mikrosporie

FAVUS (4.1.1)
(Tinea favosa)
(Trichomykosis scutularis)
(Erbgrind)

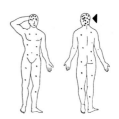

Meldepflichtig!
Hochkontagiös!

Erreger   Trichophyton Schoenleinii, mentagrophytes,
                        tonsurans sowie Microsporum gypseum.

Symptomatik   Es handelt sich um eine heute meist nur
                        noch im vorderen Orient vorkommende end-
                        demische Pilzinfektion vorwiegend des
                      ▶ behaarten Kopfes mit gehäuft familiärem
                        Auftreten.

                        Linsengroße oder größere, schwefelgelbe,
                        schüsselförmig vertiefte Schildchen (Scu-
                        tulae) am Haarbalg mit charakteristischem
                      ▶ Geruch nach Mäuseurin (Acetamid). Durch
                        Druck auf die Haarpapille bewirken sie deren
                        Atrophie und führen zu narbiger Alopezie.

Diagnose   Klinisches Bild: Charakteristische Trias
                        Scutulae - Mäusegeruch - narbige Alopezie.

                        Erregernachweis: Der mikroskopische Pilz-
                        nachweis gelingt in Schuppen, Scutulae und
                        Haaren.

                        Wood-Licht: gelb-grüne Effloreszenz.

Therapie   Lokale und systemische Anwendung von
                        Antimykotika.

Prognose   ▶ Bleibender Haarausfall!

                        Oft chronischer Verlauf, unbehandelt über
                        Jahre.

Prophylaxe   Ausschaltung begünstigender Faktoren wie
                        Seborrhoe, ungünstige hygienische Verhält-
                        nisse und ständiges Tragen einer Kopfbe-
                        deckung.

ONYCHOMYKOSE (4.1.1)
(siehe 16.1.2)

CANDIDA-MYKOSE (4.1.2)
(Candiasis)
(Candidiasis)
(Candidosis)
(Monoliasis)
(Oidiomycosis)
(Soor)

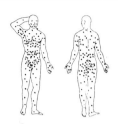

Erreger	▶ Candida-Arten, vor allem Candida albicans
Erregernachweis	mikroskopisch: Nativpräparat von Hautab- schabung oder Schleimhautabstrich mit Hilfe einiger Tropfen Kalilauge zur Auf- hellung
	kulturell: Kimmig-Agar, Sabouraud-Glucose- Agar, Bierwürze
	serologisch: indirekter Candida-Häm-Agglu- tinationstest
Dispositions- faktoren	- Defekter Säureschutzmantel durch Haut- mazeration oder Verletzungen ▶ - Erkrankungen wie Diabetes mellitus, Fettleibigkeit, Leukämien, Eisenmangel- anämie, Avitaminose, Unterernährung, Sprue, Kwashiorkor, Tuberkulose, Lympho- granulomatose, Tumore, Hypoparathyreoidismus ▶ - Arzneimittel wie Antibiotika, Zytostatika, Kortikoide, Ovulationshemmer ▶ - Gravidität

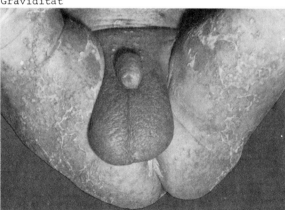

Candida-Herde submammär
Entnommen aus „Praktische Dermatologie"
von Dr. F. Daniel und Dr. W. Müller
mit freundlicher Genehmigung der Fa. Byk-Essex

Symptomatik bei Erkrankungen der Haut	Erytheme mit flachen, stecknadelkopfgroßen bis linsengroßen Bläschen und Pusteln, die zu Konfluenz neigen, manchmal weißlicher Belag und Schuppung.

Juckreiz!

- SOORINTERTRIGO
  (Dermatitis intertriginosa)
  Befall von Leistenbeugen, Achselhöhlen,
  Submammärregion, Nabel, Analfalte

- SOORMYKOSE DER SÄUGLINGE
  (Dermatitis glutaealis infantum)
  vom Darm ausgehender Befall von
  Glutaen, Vulva, Inguinum

- INTERDIGITALER SOOR
  (Erosio interdigitalis blastomycetica)
  Befall der Zwischenräume von Fingern
  und Zehen; schwierig von Tinea manum
  (4.1.1) abzugrenzen.

- SOORMYKOSE DER NÄGEL
  (Onychia candidosa)
  (siehe auch 16.1.2)

▶ - SOORPARONYCHIE
  chronischer Befall des Nagelwalles
  (siehe 16.1.2)

Symptomatik bei Erkrankungen der Schleimhäute	Weißliche, stippchenartige, gut abwischbare, z. T. konfluierende Beläge (weißer Soorrasen) auf erythematösem Grund.

Die Schleimhaut unter den Belägen ist gerötet, kann bluten und ulzerieren.

CANDIDA-STOMATITIS
(Soor der Mundhöhle)
(siehe 21.1.2)

CANDIDA-PERLECHE
(Cheilitis angularis)
Rhagaden und Erosionen im Mundwinkelbereich
(siehe auch 21.1.2)

SOORGLOSSITIS
(Soorbefall der Zunge)

▶ SOORKOLPITIS UND SOORBALANITIS
(Vulvovaginitis und Balanitis candidamycetic
(siehe 23.1.1)

Möglichkeiten des Befalls innerer Organe	**Magen-Darm-Trakt:** (relativ häufig) - Oesophagitis candidosa - Gastritis candidosa - Duodenitis candidosa - Choleozystitis candidosa - Enterocolitis candidosa - Proktitis candidosa **Respirationstrakt:** bronchopulmonale und pulmonale Candiasis **Urogenitaltrakt:** Nieren- und Blasen-Candiasis **ZNS:** Meningitis und Meningoencephalitis candidosa **Sonstige Organe:** chronische Entzündungsherde in Form tumor- ▶ artiger Veränderungen (Granulome) in Leber, Hodengewebe, Knochen und Gelenken
Soorsepsis	Uncharakteristisches Bild, einhergehend mit Appetitlosigkeit, Gewichtsabnahme, Erbrechen, Hepato- und Splenomegalie. Autoptisch werden Pilzherde in Herz, Nieren, Gehirn, Leber, Lungen und Knochenmark gefunden.
Diagnostik	- klinisches Bild - wiederholter mikroskopischer und kultureller Nachweis (2 - 6 μ große, rundliche, maulbeerartig gelagerte Hefezellen) - Häm-Agglutionations-Test
Prognose	Günstig, wenn die Diagnose rechtzeitig gestellt wird; auch Vorkommen hartnäckiger Fälle; Todesfälle vor allem bei Befall innerer Organe wurden beschrieben.
Therapie	▶ **lokal:** austrocknende und desinfizierende Maßnahmen, Antimykotika (Nystatin) ▶ **intern:** Antimykotika (Amphotericin B, 5-Fluorcytosin) **allgemein:** Waschen mit sauren Seifen, Gabe von γ-Globulinen, Beseitigung der begünstigenden Faktoren.

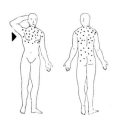

PITYRIASIS VERSICOLOR (4.1.3)
(Tinea versicolor)
(Kleienflechte)

Erreger   ▶ Malassezia furfur (Microsporum furfur)

Erregernachweis   mikroskopisch
                          Erregerentnahme mittels eines auf die
                          Läsion geklebten Tesafilmstreifens

Symptomatik   ▶ Auf zumeist zu starker Schweißbildung
                          neigender Haut bilden sich rundliche
                          bis ovale, stecknadelkopf- bis münzgroße,
                          geringgradig schuppende Makula, die im
                          Verlauf der Erkrankung zu großflächigen,
                          bizarr begrenzten Herden konfluieren.

                          Durch Kratzen lockern sich kleine, feine,
                          glanzlose Schuppen (Hobelspanphänomen).

                          Im Woodlicht leuchten die Herde goldgelb
                          bis orange.

Therapie   - Abreiben der betroffenen Hautstellen mit
                            Antimykotika in alkoholischer Lösung
                          - häufiges Waschen mit sauren Seifen
                          - Schweißneigung bekämpfen
                          - regelmäßige Kontrollen im Woodlicht

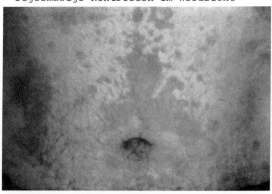

Entnommen aus „Praktische Dermatologie"
von Dr. F. Daniel und Dr. W. Müller
mit freundlicher Genehmigung der Fa. Byk-Essex

MYKOSEN DURCH OPPORTUNISTISCHE SCHIMMELPILZE (4.1.3)

Erreger   Schimmelpilze der Genera
                     - Aspergillus
                     - Mucor
                     - Penicillinum

Erregernachweis   mikroskopisch und kulturell

Symptomatik   ASPERGILLUS-ARTEN

                     Granulierende Entzündungen der (des)

                     - Bronchien und Lungen
                     - Nase und Nasennebenhöhlen
                     - äußeren Gehörgangs
                     - Hornhaut
                     - Skelettsystem
                     - Meningen

                     MUCOR-ARTEN

                     können zu akuten entzündlichen rhino-zere-
                     bralen, pulmonalen, enteralen und kornealen
                     Veränderungen führen, in deren weiterem Ver-
                     lauf es zu Einbrüchen in die Blutgefäße mit
                     Thrombenbildungen oder zu metastatischen Ent-
                     zündungen anderer Organe, insbesondere des
                     Gehirns, kommen kann. Die Erkrankung führte
                     bisher stets zum Tode.

                     PENICILLINUM-ARTEN

                     Granulierende Erkrankungen der

                     - Lungen
                     - Ohren
                     - Nägel

                     Übergang auf die Muskulatur ist die Regel.
                     Die Prognose ist ungünstig.

Therapie   Lokale desinfizierende Maßnahmen und
                     systemische Gabe von

                     - Amphotericin B
                     - 5-Fluorocytosin
                     - Miconazol
                     - Clotrimazol

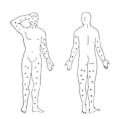

LEISHMANIASIS CUTIS (5.1.1)
(Orientbeule)
(Aleppobeule)
(Nilbeule)
(Dattelbeule)
(Dehlibeule)
(Leishmaniosis furunculosa seu tropica)

Erreger	Leishmania tropica (Leishmania donovani), ein geißelloser Flagellat
	Endemisches Vorkommen im Mittelmeerraum und Orient (in Mitteleuropa als Touristen-▶krankheit).
Infektionsweg	Der Flagellat wird durch Sandmücken entweder durch direkten Kontakt oder Stich übertragen. Erregerreservoir sind Hunde, Katzen und kleine Nagetiere.
Inkubationszeit	10 Tage bis mehrere Monate
Symptomatik	An der Bißstelle der Sandfliege bildet sich ▶ein kleiner geröteter derber Tumor, der verkrustet und schließlich ulzeriert. Nach Abheilung bleibt eine strahlenförmig eingezogene Narbe zurück.
	Die Schleimhäute sind nur selten befallen.
Therapie	evtl. Pyrimethamin (Daraprim[R]) in schweren Fällen Antimonpräparate
Prognose Prognose	überwiegend gut

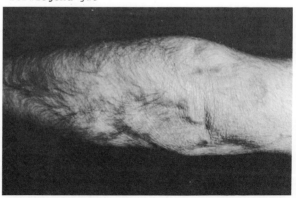

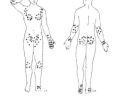

SCABIES (5.1.2)
(Krätze)

▶ Prädilektionsstellen
sind Interdigitalräume
und Mamillenumgebung

Erreger
Krätzmilbe (Acarus oder Sarcoptes scabiei)
Übertragung meist durch direkten Körper-
▶ kontakt, seltener durch Wäsche oder Kleider.

Infektionsweg
Die weibliche Milbe gräbt bis zu mehreren
Millimeter lange, blinde Gänge in die Hornschicht, in denen Eier und Kotballen abge-
lagert werden.

Symptomatik
Die Milbengänge zeichnen sich als lineare
oder winklig gebogene, schwärzliche Linien
ab, an deren Ende die Milbe meist als kleines Bläschen erscheint. Oft sind die Gänge
▶ durch den starken Juckreiz (vor allem
nachts) zerkratzt und mehr oder weniger
pyodermisiert. Daneben finden sich häufig
papulöse oder papulovesikulöse Eruptionen.

Diagnostik
Umweltanamnese
Milbennachweis durch Herausheben der Milbe
aus dem Gang

Therapie
Vollbad und Desinfektion von Kleidung und
Bettwäsche.
Hexachlorcyclohexan (Jacutin) lokal und
Nachbehandlung der Sekundärerscheinungen.

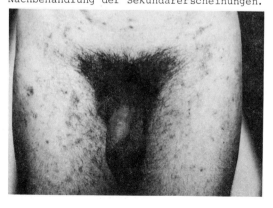

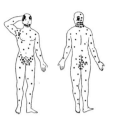

PEDICULOSIS (5.1.3)
(Läusebefall)

Symptomatik

<u>Kopflaus (Pediculus capitis):</u> hält sich
vorwiegend im Kopfhaar, vorzugsweise im
Ohrbereich auf. Die von ihr gelegten Eier
▶ sind als Nissen fest am Haarschaft angeklebt. Durch Blutsaugen der Laus wird starker Juckreiz erzeugt. Kratzen kann zu Im-
▶ petignisierung und Ekzemen führen.

<u>Kleiderlaus (Pediculus vestimentorum):</u> hält
sich in Kleidungsstücken auf. Die Eier sind
kranzartig mit einer Chitinschicht an den
Stoffasern angeklebt. Manchmal finden sich
auch Nissen an Achsel und Schamhaaren.
Durch Blutsaugen der Laus kommt es zu
Quaddelbildungen, die mit Juckreiz einhergehen. Kratzen führt oft zu Sekundärinfektionen.

<u>Filzlaus (Phthirius inguinalis):</u> findet
sich vornehmlich im Bereich der Schambe-
haarung, aber auch Achselbehaarung oder
Stammbehaarung. Der Biß hinterläßt bläuliche
▶ unscharf begrenzte Flecke: Maculae coeruleae
(Tâches bleues). Mäßiger Juckreiz, daher kar
Kratzeffekte.

Therapie

- Jacutin-Emulsion oder Puder
- Lösen der Nissen mit Essigwasser
- Kleider- und Wäsche-Desinfektion

Gesetzliche
Vorschriften

Aus Bundesseuchengesetz, §§ 45, Abs. 1,
bzw. 48, Abs. 1 und 2:

- Lehrer, Schüler oder sonstige Schulbedien
stete, die verlaust oder dessen verdächti
sind, dürfen weder Schulräume benutzen
noch an Schulveranstaltungen teilnehmen,
bis nach ärztlichem Urteil die Gefahr der
Weiterverbreitung nicht mehr gegeben ist.
- Dies gilt sinngemäß auch für Schülerheime
Kindergärten, Säuglingsheime, Ferienlager
u. ä.
- Bei Auftreten einer Verlausung oder ent-
sprechendem Verdacht ist das zuständige
Gesundheitsamt zu verständigen.

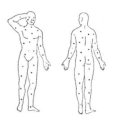

PULICOSIS (5.1.3)
(Flohstich)

Symptomatik   An der Stelle des Flohstichs entsteht eine
                       entzündliche Rötung, die in eine Blässe
                       übergehen kann. Oft sieht man den Einstich
                       als blaues Pünktchen in der Mitte.

                       Meist besteht Juckreiz!

Therapie   Betupfen mit Mentholspiritus.
                       Desinfektion der Wohnung, vor allem der
                       Fußböden.

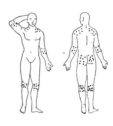

CIMICOSIS (5.1.3)
(Wanzenstich)

Symptomatik   Durch den Biß der Bettwanze (Cimex lectu-
                       rarius) gelangt Speicheldrüsensekret in die
                       Haut und erzeugt Juckreiz. Es bilden sich
                       Quaddeln, in deren Zentrum man bei Glas-
                       spateldruck die Bißstelle als hämorrhagi-
                       schen Punkt erkennt.

Therapie   Wohnungshygiene

NACH ZECKENBISS GEHÄUFT AUFTRETENDE ERKRANKUNGEN (5.1.4)

Häufigster Verursacher eines Zeckenbisses ist der sogenannte
Holzbock (Ixodes ricinus). Er beißt sich in der Haut fest und
sollte erst entfernt werden, nachdem man ihn mit Vaseline,
Alkohol oder Äther erstickt hat.

Nach einem Zeckenbiß beobachtet man gehäuft das Auftreten
folgender viral bedingter Dermatosen:

1. ERYTHEMA CHRONICUM MIGRANS
2. LYMPHADENOSIS CUTIS BENIGNA
3. ACRODERMATITIS CHRONICA ATROPHICANS

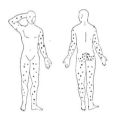

1. ERYTHEMA CHRONICUM MIGRANS (5.1.4)

Klinisches Bild und Symptomatik	An der Zeckeneinstichstelle erscheint ein rundlich-ovaler, geröteter Fleck, der sich kreisförmig ausbreitet und im Zentrum livide abblaßt. Kaum subjektive Beschwerden!
Therapie	Spontanes Abheilen ist möglich, andernfalls Penicillin als Mittel der Wahl.

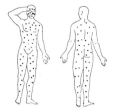

2. LYMPHADENOSIS CUTIS BENIGNA (5.1.4)

Klinisches Bild und Symptomatik	Tumorartige Proliferation des dermalen lympho-retikulären Gewebes, wahrscheinlich rein reaktiv, da Veränderungen im Blutbild fehlen.

Klinisch unterscheidet man drei Formen

Knotige Form: Weiche, livid-rötliche, halbkugelige Knoten von oft beachtlicher Größe, am häufigsten im Gesicht.

Disseminierte Form: Disseminierte, miliare Knötchen im Gesicht und Rumpf; oftmals spontane Rückbildung.

Infiltrative Form: Flächenhafte, nur wenig erhabene, livide oder bräunlich-rötliche Läsionen mit Telangiektasien und Hämosiderinablagerung, vor allem an den Beinen |
| Therapie | Penicillin, systemisch lokale Unterspritzungen mit Glukokortikoiden |

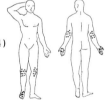

3. ACRODERMATITIS CHRONICA ATROPHICANS (5.1.4)
   (Acrodermatitis atrophicans Herxheimer)

Klinisches Bild und Symptomatik	Zu Beginn entzündlich ödematöse Areale mit blau-rötlicher Verfärbung; danach Übergang in ein atrophisches Stadium mit pergamentartiger Fältelung der Haut; Knotenbildungen und flächenhafte Sklerosierungen können vorkommen.
Therapie	Die entzündlichen Veränderungen klingen nach Penicillin-Gabe rasch ab. Die atrophischen Veränderungen sind irreversibel.

WIRKUNG DER UV-STRAHLEN AUF DIE HAUT (6.1)

Das Sonnenlicht kann je nach Wellenlänge in ultraviolettes
Licht, sichtbares Licht und Infrarot-Licht eingeteilt werden.

Ultraviolett →		sichtbares Licht →	Infrarot
UV-B	UV-A		
280 - 315	315 - 400	400 - 800	größer als 800 nm

Die stärkste biologische Wirkung hat das UV-B-Licht (Dorno-
Strahlung). Es wird von der Epidermis absorbiert und regt die
Melanozyten der Basalschicht zu vermehrter Pigmentbildung an,
was zu einer'indirekten'Bräunung innerhalb weniger Tage führt,
die wochen- bis monatelang anhält.

Neben dieser Spätpigmentierung unterscheidet man noch die
Sofortpigmentierung durch UV-A-Licht ('direkte Bräunung'),
das innerhalb weniger Stunden eine oxydative Dunkelung von
farblosen Pigmentvorstufen bewirkt, die bis zu 24 Stunden
persistiert.

PRINZIPIEN DES LICHTSCHUTZES (6.1.)

1. Meiden von zu starker Sonnenexposition!
   (Bräunung ohne vorherige Rötung!)

2. Anwendung von Lichtschutzsalben!
   Meist lassen diese den UV-A-Bereich passieren und filtern
   den größten Anteil der UV-B-Strahlen heraus.
   Der Lichtfaktor eines Präparates ist definiert als der
   Quotient aus der Erythemschwellendosis für die durch das
   Mittel geschützte Haut und der Erythemschwellendosis für
   die ungeschützte Haut. Wenn z. B. jemand aus Erfahrung
   weiß, daß er sich ungeschützt 15 Minuten der Sonne aus-
   setzen kann, bis er ein leichtes Erythem bekommt, so kann
   er dies bei einer Lichtschutzsalbe mit dem Faktor 4 eine
   Stunde lang tun.

3. Langsame Gewöhnung an die UV-Strahlung!
   Dadurch besserer Schutz der Haut durch Pigmentverdichtung
   und Dickenzunahme der Hornschicht, die bei lichtgewöhnter
   Haut bis zu zehnmal dicker ist als bei der lichtentwöhnten.

PHOTOTRAUMA (6.1)

Intensive UV-Einstrahlung führt bei normaler Empfindlichkeit
der Haut zum akuten Phototrauma. Es kommt zum Zerfall von Epi-
dermiszellen. Die dadurch u. a. freigewordenen Histamine bewirken eine Erweiterung der Gefäße der Cutis. Es entsteht das
Erythem des Sonnenbrandes (Erythema solare).

Häufige und intensive Sonnenbestrahlung über Jahre fördert die
Elastikadegeneration in der Cutis. Gleichzeitig wird die Epidermis an den lichtexponierten Stellen atrophisch, was zu prä-
kanzerösen Entartungen der Haut führen kann (siehe auch Keratosis senilis actinica (14.4)).

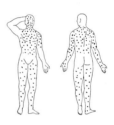

DERMATITIS SOLARIS (6.1)
(Sonnenbrand)
(Erythema solare)

Symptomatik   Im wesentlichen handelt es sich um die
                            gleichen Vorgänge wie bei einer Verbrennung
                            I. und II. Grades: Etwa 1 - 3 Stunden nach
                            Sonnenexposition entwickelt sich eine starke
                            Rötung der Haut, die in schweren Fällen zu
                            ödematöser Schwellung, Blasenbildung und
                            Verkrustung führt.

                            Im weiteren Verlauf können Kopfschmerzen
                            und Fieber auftreten. Die Abheilung erfolgt
                            innerhalb von 3 - 5 Tagen unter Pigmentie-
                            rung und Schuppung der Haut.

                            Eine Gewöhnung tritt durch einen einmaligen
                            starken Sonnenbrand nicht ein, da durch die
                            entzündlichen Veränderungen die oberen Epi-
                            dermisschichten abgestoßen werden und die
                            Hornschicht sich nicht verdicken kann.

Therapie   - Lokale Anwendung von Kortikoid-Lotionen
                            - evtl. vorhandene Blasen steril eröffnen
                              unter Antibiotika-Schutz
                            - in schweren Fällen systemische Gabe von
                              Kortikosteroiden und Antihistaminika

PHOTOTOXIZITÄT (6.1)

Bestimmte Stoffe können nach externer Applikation oder nach
interner Verabreichung die Lichtempfindlichkeit der Haut erhöhen und somit den Strahleneffekt steigern. Es kommt schon
bei normalerweise unschädlichen Strahlenbereichen zu Schädigungen der Haut. Die auslösenden Wellenlängen liegen überwiegend im UV-A- und im sichtbaren Bereich. Ohne Lichteinwirkung sind die Stoffe für die Haut unschädlich-

Phototoxische Substanzen sind

- Teer und Teerbestandteile

▶- Farbstoffe wie Akridin, Rivanol, Acriflavin, Trypaflavin,
  ferner Bengalrot, Eosin, Fluorescein, Methylenblau, Ribo-
  flavin, Thiopyronin

▶- Medikamente wie Sulfonamide, Tetrazykline, insbesondere
  Dimethyltetracyclin, Hydrochlorothiazid, Phenothiazine,
  Nalidixinsäure, Methoxypsoralen

▶- Psoralene (Furocumarine), in Pflanzen enthalten wie Peter-
  silie, Pastinak, Riesenbärenklau, Sellerie, Fenchel,
  Dill, Knorpelmöhre, Feigenbaum, Wiesenraute, Meisterwurz.

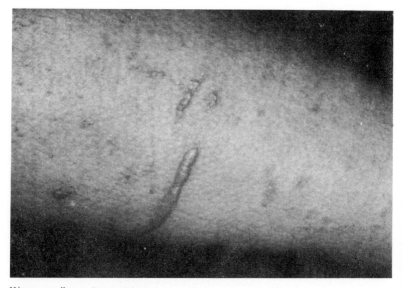

Wiesengräser-Dermatitis

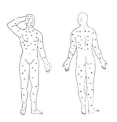

PHOTOTOXISCHE DERMATITIDEN (6.1)

Symptomatik

Einige Stunden nach Lichtexposition erscheint ein auf das strahlenexponierte
Areal beschränktes, scharf begrenztes,
gering ödematöses Erythem, das mit starkem
Brennen und Juckreiz einhergeht. In manchen Fällen auch Bläschenbildung.

Im Laufe der folgenden zwei Tage verstär-
ken sich die Hauterscheinungen, um dann
nach 1 - 2 Wochen unter Hinterlassung einer
starken und meist langandauernden Pigmentierung abzuheilen.

Im Rahmen der phototoxischen Reaktionen
sind zwei Krankheitsbilder bemerkenswert:

WIESENGRÄSER-DERMATITIS
(Photodermatitis bullosa striata)
(Dermatitis bullosa pratensis)

Nach Kontakt der bloßen Haut mit einer
Reihe von furocumarinhaltigen Pflanzen
entstehen nach anschließender Sonnenexposition innerhalb kurzer Zeit in bizarrer,
die Kontaktflächen nachzeichnender Anord-
nung Rötungen und Blasen. Ein Ödem wird
nicht beobachtet. Es besteht meist brennender Juckreiz. Abheilung unter langandauernden Pigmentierungen.

BERLOQUE-DERMATITIS
(Photodermatitis pigmentaria)

Nach Betupfen mit Bergamotte-Öl-haltigem
Toilettenwasser kommt es durch spätere
Sonneneinwirkung an den entsprechenden
Hautstellen zu stark pigmentierten, meist
streifigen Flächen, die das herabfließende
Toilettenwasser nachzeichnen. Das akute Ent-
zündungsstadium fehlt meist. Die Pigmentie-
rungen können über Jahre bestehen bleiben.

Therapie

Symptomatisch helfen kurzfristig kortikoid-
haltige Externa, bei Blasenbildung steriles
Eröffnen unter Antibiotikaschutz. Meiden der
Noxen.

PHOTOSENSIBILISIERUNG (6.1)

Hierbei handelt es sich um eine Sonderform der epidermalen
Allergie vom Spättyp, bei der extern oder intern applizierte,
sonst eher harmlose und wenig toxische Substanzen unter Licht-
einfluß Allergencharakter annehmen und aufgrund einer Antigen-
Antikörper-Reaktion zur Schädigung der Haut führen.

Im Gegensatz zu den phototoxischen Dermatitiden, die obligat
sind, handelt es sich bei den photoallergischen Dermatitiden
um eine fakultative Sensibilisierung, die nur einen bestimmten
Personenkreis betrifft.

Die auslösenden Wellenlängen liegen überwiegend im UV-A- und
sichtbaren Bereich, selten im UV-B-Bereich.

Substanzen, bei denen ein photosensibilisierender Effekt nach-
gewiesen wurde, sind

- Medikamente wie Sulfonamide, orale Antidiabetika, Diuretika
  vom Chlorothiazidtyp, Psychopharmaka vom Phenothiazin- und
  Benzodiazepintyp, Antihistaminka vom Phenothiazintyp, Nalidixinsäure, Triacetyldiphenylisatin und Östrogene

- optische Aufheller, oft als Zusatz in Waschmitteln

- Lichtschutzstoffe wie Paraaminbenzoesäureester und Benzo-
  phenone

- Süßstoffe, gelegentlich werden nach Cyclamat photoallergische
  Reaktionen beobachtet.

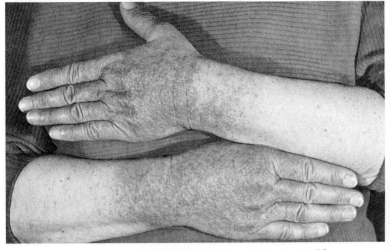

Lichtdermatose durch photoallergisch wirkende Stoffe

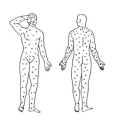

PHOTOALLERGISCHE DERMATITIDEN (6.1)

Symptomatik

Nach Einnahme oder äußerer Anwendung bzw. Kontakt mit den auf der vorigen Seite aufgeführten Substanzen kommt es einige Stunden nach Lichtexposition zu fleckförmigen oder auch großflächigen, unscharf begrenzten, stark juckenden Erythemen mit deutlich ödematöser Schwellung.

Innerhalb von 24 Stunden können sich die Hautveränderungen auch auf nicht lichtexponierte Hautstellen ausdehnen. Es schießen Papeln und Papulovesikel auf.

Abheilung nach ca. 2 Tagen unter Hinterlassung einer schwachen Pigmentierung.

Bei wiederholtem Kontakt mit den photosensibilisierenden Stoffen oder erneuter Insolation können größere Blasen entstehen. Durch Zerreißen der Blasendecke entwickeln sich nässende Erosionen, von brennendem Juckreiz begleitet.

Therapie

- Symptomatisch helfen kurzfristig kortikoidhaltige Externa.
- Bei Blasenbildung sterile Eröffnung unter Antibiotikaschutz
- Meiden von Lichtexposition, da die auslösenden Substanzen noch lange in der Haut persistieren können und Anwendung von Lichtschutzsalben, die auch langfristiges UV-A-Licht absorbieren.
- Erkennen und Meiden der Noxe durch Epikutan-Test und anschließende Bestrahlung.

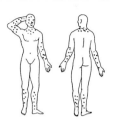

CHRONISCH-POLYMORPHE LICHTDERMATOSEN (6.1)
('Lichtausschläge')

♀♂

Symptomatik	Folgende Krankheiten faßt man unter dem Begriff der 'chronisch-polymorphen Lichtdermatosen' zusammen:

Chronisch-polymorpher Lichtausschlag
Dermatophathia photogenetica
Eccema solare
Erythema perstans solare
Hydroa aestivale
Lichtekzem
Light sensitive eruption
Polymorphes Lichtexanthem
Polymorphic light sensitive eruption
Prurigo acne
Prurigo aestivalis

Es handelt sich um idiopathische, polymorphe Exantheme mit unterschiedlichen Effloreszenzen, die an den lichtexponierten Hautstellen besonders empfindlicher Personen - vor allem im Frühjahr und Sommer - auftreten, oft während des Urlaubs in Gegenden, wo die Betroffenen einer intensiveren Sonnenbestrahlung ausgesetzt sind als in ihrem Heimatort.

Wenige Stunden bis Tage nach Sonnenexposition entwickelt sich an den lichtexponierten Körperstellen ein quälender Juckreiz, anschließend Eruption papulöser, papulovesikulöser oder urtikarieller Effloreszenzen und oftmals auch lichenoider Elemente.

In lichtarmen Jahreszeiten sind spontane Remissionen ohne Residuen die Regel.

Therapie
- Symptomatisch helfen kurzfristig kortikoidhaltige Externa
- in schweren Fällen systemische Anwendung von Kortikoiden und Antihistaminika
- konsequenter Lichtschutz durch entspreche de Kleidung und lokaler Anwendung von sta abdeckenden Pasten, da normale Lichtschut mittel in den meisten Fällen versagen.
- manchmal Erfolge mit Chloroquin (Resochin

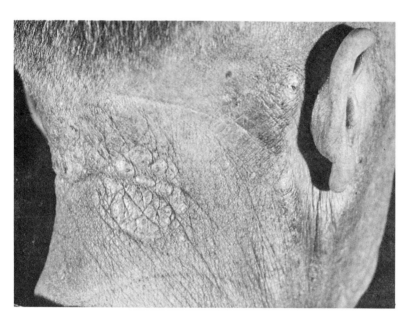

RADIODERMATITIS ACUTA (6.2)

Ursachen   Röntgen- oder Radium-Strahlen,
                        ferner Alpha-, Beta- und Grenzstrahlen,
                        Kobalt-und Thorium-Strahlen

Klinisches   Es handelt sich um eine Frühschädigung der
Bild   Haut nach einer Bestrahlung mit Dosen ab
                        400 R.

                        Weiche Strahlen werden von der Epidermis
                        resorbiert und führen zu Pigmentverschie-
                        bungen und Teleangiektasien, während harte
                        Strahlung auch die Kutis erreicht: es
                        kommt zu Sklerosierungen und Ulzera.

                        Nach einer Latenz von 6 - 12 Tagen treten
                        die ersten Symptoma auf. Man unterscheidet
                        klinisch drei Grade:

                        I. Grad

                        - dunkelrotes Erythem
                        - Pigmentflecke
                        - vorübergehender Sekretionsausfall der
                          Talgdrüsen und vorübergehender Haaraus-
                          fall

                        II. Grad

                        - entzündliches Erythem mit Bläschenbildung
                        - irreversibler Sekretionsausfall der Talg-
                          und häufig auch der Schweißdrüsen
                        - irreversibler Haarausfall

                        III. Grad

                        - tiefgreifende Ulzeration
                          (radiogenes Ulkus)
                        - Gewebsnekrose

Bedeutung als   Regelmäßige Kontrollen der Radioderme, da
Präkanzerose   die Gefahr einer malignen Entartung gegeben
                        ist, dies vor allem bei radiogenen Ulzera,
                        da hier die Entartungsraten besonders hoch
                        sind.

Therapie   Reizlose Lokaltherapie

                        Radiogene Ulzera haben eine schlechte
                        Heilungstendenz: Exzision im Gesunden
                        und plastische Deckung.

RADIODERMATITIS CHRONICA (6.2)

Ursachen

Es handelt sich um die Spätfolge einer
Bestrahlung, die erst nach Jahren oder
Jahrzehnten auftritt, entweder

- im Anschluß an eine akute Radiodermatitis
  I. und II. Grades

oder

- infolge wiederholt applizierter, kleinerer
  Strahlendosen ('Summationseffekt')

Klinisches
Bild

Infolge des Sistierens der Talg- und Schweiß-
drüsenfunktion findet man eine trockene und
schuppende Haut mit atrophischen Stellen,
auf denen häufig radiogene Ulzera oder
Hyperkeratosen ('Röntgenwarzen') entstehen
mit möglichem Übergang in ein spinozelluläres Karzinom. Außerdem Pigmentstörungen
und Teleangiektasien, Verlust der Haare
und Nägel.

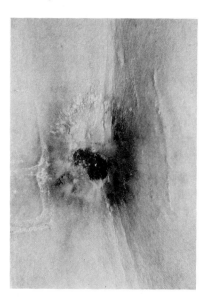

Radiogenes Ulkus

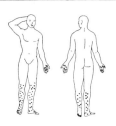

PERNIONES (6.3.1)
(Frostbeulen)

♀♂

Ursachen

Perniones haben nichts mit den echten Erfrierungen zu tun, sondern treten schon bei geringer Kälteeinwirkung - häufig bei Jugendlichen - aufgrund peripherer Durchblutungsstörungen (Akroasphyxie) auf.

Prädispositonsfaktoren

Feuchte Kälte
ungeeignete Kleidung

Klinisches Bild

Livid-rötliche, ödematöse Schwellungen der Haut von teigiger Konsistenz mit entzündlichem Randsaum und möglichen Hämorrhagien und Ulzerationen.

Bei Erwärmung entwickelt sich ein brennender Juckreiz.

Soforttherapie

- Verbesserung der peripheren Durchblutung durch Wechselbäder und Einreiben mit hyperämisierender Salben
- Höhensonnenbestrahlung
- warme Kleidung: Handschuhe, warme Strümpfe und Schuhe

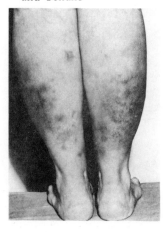

ERFRIERUNGEN (6.3.1)
(Congelationes)

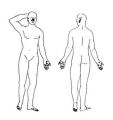

Ursachen

Klimatische Kälteeinwirkungen und ungeeignete Kleidung (zu enge Handschuhe und Stie-
fel), seltener durch Kontakte mit Kohlesäu-
reschnee oder flüssiger Luft.

Klinisches
Bild

Je nach Schwere der Kälteschädigung kann
man wie bei Verbrennungen drei Grade unterscheiden (Erythem - Blase - Nekrose). Im
Gegensatz zu Verbrennungsschäden entwickeln
sich die Erfrierungserscheinungen nach einer
gewissen Latenz.

Erfrierung I. Grades
(Congelatio erythematosa)

Blasse und gefühllose Haut aufgrund einer
vorübergehenden Ischämie; Schmerzen bei
Wiedereinströmen des Blutes; Juckreiz und
gelegentlich Schuppenbildung.

Erfrierung II. Grades
(Congelatio bullosa)

Schädigung der Gefäßwände mit nachfolgendem
Ödem und Blasenbildung mit evtl. hämorrha-
gischem Inhalt.

Erfrierung III. Grades
(Congelatio escharotica)

Blau-schwarze, nekrotische Hautbezirke,
Mumifizierung, evtl. feuchtes Gangrän.

Soforttherapie

Schnelle Erwärmungsversuche sind streng
kontraindiziert, weil damit die vitalen
Funktionen des Gewebes und somit der Sauer-
stoffbedarf schneller ansteigen als die
wiederkehrende Durchblutung, so daß eine
relative Hypoxie mit Zelluntergang resultiert.

- Akut erfrorene Teile in kaltem Bad (5 - 10°)
  vorsichtig auftauen und langsam Temperatur
  erhöhen. Gleichzeitig heiße Getränke.
- Bei Blasenbildung sterile Eröffnung und
  antibiotische Abschirmung
- In schweren Fällen chirurgische Amputation.

VERBRENNUNGEN (6.3.2)
(Combustiones)

Einteilung
in Grade

Verbrennungen kann man je nach Schwere der
Hitzeschädigung (Erythem - Blase - Nekrose)
in drei Stadien einteilen.

Verbrennung I. Grades
(Combustio erythematosa)

Ödematöses Erythem, betroffen sind die
oberen Epidermisschichten (Erythem) und
die Gefäße der Cutis (Ödem): brennende
Schmerzen und Spannungsgefühl, Abheilung
unter Pigmentierung.

Verbrennung II. Grades
(Combustio bullosa)

Neben Erythem und Ödem kommt es zu Blasenbildung mit zunächst klarem, später ge-
trübtem Sekret und anschließender Krusten-
bildung.

Verbrennung III. Grades
(Combustio escharotica)

Weiß-gelber (bei Stromverbrennungen) oder
braun-schwarzer (bei Flammenverbrennung)
Koagulationsschorf. Die Haut ist je nach
Verbrennungsart lederartig trocken oder
schmierig naß. Anschließend Ulzerationen
und Abheilung unter Narbenbildung (Keloide),
wobei die Gefahr einer späteren karzino-
matösen Entartung gegeben ist. Die hefti-
gen Anfangsschmerzen lassen aufgrund der
Zerstörung der sensiblen Hautnerven rasch
nach.

Verbrennungs-
schock

Beträgt die verbrannte Körperoberfläche
beim Erwachsenen mehr als 15 % und beim
Kind mehr als 10 %, so besteht die Gefahr
eines Verbrennungsschocks, der durch nach-
folgende Komponenten ausgelöst werden kann.

- Extreme Schmerzen
  (neurogener Schock)
- Kapillarschädigung, Permeabilitätsstörung
  Volumenverlust, Störung der Mikrozirkulat
  (hypovolämischer Schock)
- Freisetzung von toxischen Lipoproteinen
  aus der verbrannten Haut, Resorption von
  Endotoxinen
  (toxischer Schock)

Schätzung
des
Ausmaßes

Mit Hilfe der Neunerregel kann man das Ausmaß einer Verbrennung annähernd abschätzen:

Kopf und Hals	1 x 9 %	(18 %)
obere Extremitäten	2 x 9 %	
untere Extremitäten	4 x 9 %	(28 %)
Rumpf	4 x 9 %	

Die Zahlen in Klammern beziehen sich auf Verbrennungen bei Kindern.

Sind mehr als 50 % der Haut verbrannt, ist der Ausgang meist tödlich.

Therapie

Verbrennung I. Grades: Kühlung der verbrannten Hautstellen, indem man sie 10 - 20 Minuten in kaltes Wasser hält, bis der Schmerz nachläßt. Anschließend Puderverbände (Vergrößerung der Hautoberfläche, dadurch bessere Wärmeabgabe) und kortikoidhaltige Externa. Die Abheilung erfolgt innerhalb weniger Tage.

Verbrennung II. Grades: Klinikeinweisung, wenn mehr als 15 % der Oberfläche betroffen sind, bei Kindern mehr als 5 %. Steriles Eröffnen der Blasen unter Antibiotikaschutz und Kortikosteroide lokal.

In der Regel narbenlose Abheilung nach 2 - 4 Wochen.

Verbrennung III. Grades: sterile Kompressionsverbände, um der Exsudation entgegenzuwirken, desinfizierende Puder und Breitbandantibiotika zur Vermeidung von Sekundärinfektionen. Nach zwei Wochen Nekrolysebehandlung. Unter Umständen werden Hauttransplantationen nötig.

Schockprophylaxe: Den Patienten reichlich salzhaltige Flüssigkeit trinken lassen. Bei Verbrennungen II. und III. Grades mit einer Ausdehnung von mehr als 15 % beim Erwachsenen und mehr als 10 % beim Kind ist die Anlegung einer Infusion indiziert unter primärer Zufuhr kolloidaler Volumenersatzmittel und Elektrolytlösungen, auch wenn noch keine Schockzeichen erkennbar sind.

Schocktherapie: Es gelten die Sofortmaßnahmen des Volumenmangelschocks. Die klinische Infusionstherapie muß neben dem hohen Wasser-, Eiweiß- und Natriumverlust auch den gesteigerten Kalorienbedarf berücksichtigen. Wichtig ist die Schmerzbeseitigung durch Analgetika.

VERÄTZUNGEN (6.3)
(Cauterisationes)

Ursachen

Verätzungen sind die Folgen eines direkten Kontaktes der Haut mit Säuren (Koagulationsnekrosen) oder Laugen (Kolliquationsnekrosen)

Klinisches
Bild

Koagulationsnekrose: Säuren führen zur Denaturierung der Hauteiweiße. Scharf begrenzt auf die Einwirkfläche entstehen pergamentartige Läsionen unterschiedlicher Färbung (HCl weiß-grau, HNO_3 gelb, H_2SO_4 weiß bis braun).

Kolliquationsnekrose: Laugen dringen tiefer in die Haut ein als Säuren und führen zu Verquellungen des Gewebes (Eiweißauflösung). Es entstehen unscharf begrenzte, weißliche Läsionen, bei Verätzung mit Kalkspritzern die sogenannten Vogelaugen.

Therapie

Soforthilfe durch Entfernen durchtränkter Kleidung und Spülen mit reichlich Wasser oder neutralisierenden Mitteln.

Bei Verätzungen geringer Ausdehnung genügt eine Lokaltherapie mit antibiotikahaltigen Kortikosteroiden, sonst Klinikeinweisung und Behandlung wie bei Verbrennungen.

HAUTSCHÄDEN DURCH CHEMISCHE KAMPFSTOFFE (6.3)

Ursachen

Schwefel- und Stickstofflost
Phosgenoxim

Klinisches
Bild

Lostgruppe: Infolge Enzymhemmung entstehen Blasen, die bald einreißen und nekrotische Läsionen mit schlechter Heilungstendenz hinterlassen. Häufig Sekundärinfektionen.

Phosgenoxim: Es entwickelt sich ein stark juckendes Erythem mit Quaddel- und Blasenbildung. Bei Resorption Muskelkrämpfe, Atemnot, Kopfschmerz und Erbrechen.

Therapie

Bei Lostvergiftungen sofort Natriumthiosulfat injizieren.

Ansonsten beschränkt sich die Therapie auf eine symptomatische Behandlung der Läsionen.

ARTEFAKTE (6.4)

Artefakte sind Verletzungen, die sich ein meist psychopathisch
veranlagter Patient durch physikalisch Insulte (Reiben, Kneifen,
Fingernägel, erhitzte Gegenstände) oder mit Hilfe chemischer
Mittel (Säuren, Laugen) beigebracht hat.

Klinische   Artefakte sind morphologisch schwer einzu-
Kriterien   ordnen, da es sich oft um ungewöhnliche
                   Hauterscheinungen mit eigentümlichen Formen
                   handelt.

                   Meist sind sie an Körperstellen lokalisiert,
                   die dem Patienten leicht zugänglich sind
                   und nicht symmetrisch angeordnet.

                   Unter Okklusiv-Verband sisitieren sie natur-
                   gemäß, was bei der Diagnosestellung behilf-
                   lich sein kann.

Motivations-   Die Motive können vielfältig sein
analyse
                   - Bedürfnis nach Aufmerksamkeit
                   - Kontaktschwierigkeiten
                   - Psychosen (vor allem Parasitophobien)
                   - krankhafter Geltungstrieb
                   - Protesthandlung
                   - primärer und sekundärer Krankheitsgewinn
                   - Vermeidung unerwünschter Tätigkeiten

ALLGEMEINES (7.1)

Antigen-Antikörper-Reaktionen können aufgrund von zwei
grundlegenden Mechanismen zustande kommen:

1. Allergische Reaktionen vom Soforttyp   (Typ I, II, III)
   durch Stimulierung der humoralen Immunantwort
   über
   B-Lymphozyten ▶ Plasmazellen ▶ Immunglobuline

2. Allergische Reaktionen vom Spättyp   (Typ IV)
   durch Stimulierung der zellulären Immunantwort
   über
   T-Lymphozyten

Reaktionstyp	Antigen	Antikörper	Reaktionsmechanismus	Folgen	Klinik
Anaphylaktischer Typ (Typ I)	Staub Federn Pollen Nahrungsmittel Pharmaka	anaphylaktische Antikörper der Klasse IgE	Die Reaktion von IgE mit den Antigenen führt zur Degranulation der Gewebsmastzellen, und es kommt zur Freisetzung von Histamin, Serotonin, Bradykinin und SRS-A	Vasodilatation Erhöhung der Gefäßpermeabilität Kontraktion glatter Muskulatur	Urtikaria Quincke-Ödem Anaphylaktischer Schock Asthma bronchiale Rhinitis allergica
Zytotoxischer Typ (Typ II)	Zellmembranbestandteile oder an die Zellwand angelagerte Ag (Haptene)	zytotoxische Antikörper der Klassen IgG, IgM, IgA	Zellständige Ag reagieren mit zirkulierenden Ak oder zellständige Ak reagieren mit zirkulierenden Ag. An den Ag-Ak-Komplex wird Komplement gebunden, wodurch die Zelle zerstört wird.	Zytolyse	Thrombozytopenie Granulozytopenie hämolytische Anämie Autoimmunkrankheiten
Arthus-Typ (Typ III)	Fremdserum Pharmaka Ag von Streptokokken und Tumoren	präzipitierende Antikörper der Klasse IgG plus Komplement	Ag-Ak-Komplexe lagern sich in die Kapillarwand ein. Aktivierung des Komplementsystems. Leukotaxis und Phagozytose der Immunkomplexe durch die Leukozyten. Lyse der phagozytierenden Zellen und Zerstörung der Zellwände durch lysosomale Enzyme.	Entzündung Nekrose	Arthus-Phänomen Serumkrankheit Arzneimittelexantheme Lyell-Syndrom Erythema exsudativum multiforme Erythema nodosum
Zelluläre Abwehr (Typ IV) 1. Ekzem-Typ 2. Tuberkulin-Typ	Chemikalien und Noxen verschiedener Art	T-Lymphozyten	Infolge der Reaktion zwischen Ag und Lymphozyten kommt es zur Freisetzung humoraler Faktoren (Lymphokinine). Invasion des Allergens in die Epidermis (Kontaktekzem) Invasion des Allergens ins Corium (Tuberkulintyp)	Vasodilatation Ödeme mono-lymphozytäre Infiltrate	allergisches Kontaktekzem allergische Photodermatitis allergische Exantheme Id-Reaktionen Transplantatabstoßung

DEFINITION DER BEGRIFFE
EPIDERMALE UND KUTANE INTOLERANZREAKTION

Man kann eine

- epidermale (Noxe wirkt auf die Epidermis) und eine
- kutan-vaskuläre (Noxe wirkt auf Kutis und Gefäße)

Intoleranzreaktion des Körpers unterscheiden.

EPIDERMALE INTOLERANZREAKTIONEN

Toxisches   Direkte Hautschädigung durch toxisch wirken-
und   de Chemikalien (toxisches Kontaktekzem) oder
allergisches   durch Substanzen, die primär nicht toxisch
Kontaktekzem   wirken, wohl aber bei einem vorher gegen
                      das Kontaktallergen sensibilisierten Per-
                      sonenkreis (siehe auch 7.1.1).

Dermatitis   Toxische Hautschädigung durch Schweiß und
intertriginosa   Stoffwechselprodukte saprophytärer Bakterien
                      Bakterien (siehe auch 7.1.4).

Dermatitis   Hautschädigung durch direkte Einwirkung von
solaris   Sonnenstrahlen (siehe auch 6.1).

Phototoxische   Hautschädigung durch Psoralene (Furocumarine)
und   Medikamente und sonstige phototoxisch oder
photoallergische   photoallergisch wirkende Substanzen mit an-
Dermatitis   schließender Sonneneinwirkung (siehe auch
                      6.1).

Mikrobielles   Hautschädigung durch bakterielle Antigene
Ekzem   oder Bakterientoxine (siehe auch 7.1.3).

Seborrhoisches   Hautschädigung durch quantitativ und quali-
Ekzem   ▶ tativ veränderte Talg- und Schweißsekretion
                      (siehe auch 7.1.3)

Endogenes   Endogen ausgelöste Hautschädigung durch
Ekzem   konstitutionelle Faktoren (vegetativ kon-
                      träre Reaktionsweise) (siehe auch 7.1.2).

KUTAN-VASKULÄRE INTOLERANZREAKTIONEN

Urtikaria Quincke-Ödem	Ödembildung der Subkutis aufgrund — allergischer Ag-Ak-Reaktion, — mechanischem Reiz oder — toxischen Faktoren (siehe auch 7.1.5)
Anaphylaktischer Schock	Massive Störung der Kreislauffunktion aufgrund einer generalisierten anaphylaktischen Sofortreaktion (Typ I) (siehe auch 7.1.5).
Erythema exsudativum multiforme	Polyätiologische Reaktion aufgrund bakterieller und viraler Antigene oder Arzneimitteln mit ödematöser Durchtränkung des Gewebes und charakterisitschen Effloreszenzen (siehe auch 7.1.7).
Toxische und allergische Exantheme	Vaskuläre Intoleranzreaktion durch Einwirkung verschiedener toxischer oder allergisierender Substanzen, vor allem Arzneimittel), die sich klinisch in Form meist polymorpher Exantheme manifestiert (siehe auch 7.1.6).
Vasculitis allergica	Allergisch-hyperergische Reaktion der kleinen Gefäße des Coriums, die durch Medikamente und streptogene Infektionen ausgelöst werden kann (siehe auch 20.1.4).

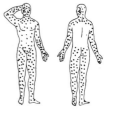

KONTAKTEKZEM (7.1.1)
(Kontaktdermatitis)
(Eccema vulgare)

♂♀

Die Begriffe 'Ekzem' und 'Dermatitis' werden vielfach synonym
verwendet. Häufig wird auch die akute Verlaufsform als Dermatitis, die chronische als Ekzem bezeichnet.

Das Kontaktekzem ist wahrscheinlich die häufigste Hautkrank-
heit überhaupt.

Ursachen   Beim toxischen Kontaktekzem handelt es sich
toxischer   um die Folge direkter Hautschädigung durch
Kontaktekzeme   toxisch wirkende Stoffe, in erster Linie
                  Chemikalien (z. B. organische Lösungsmittel)

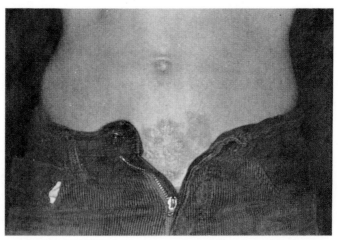

Original-Farbabbildung s. Anhang Abb. 17

Nickel - Allergie

| Ursachen allergischer Kontaktekzeme | Im Gegensatz zum toxischen Ekzem, das jeden befällt, der lange bzw. intensiv genug mit dem toxisch wirkenden Stoff in Berührung kam (obligater Effekt), tritt das allergische Ekzem nur bei einem bestimmten Personenkreis auf, der zuvor - Jahre oder auch nur Tage - sensibilisiert wurde. |

Zugrunde liegt eine Allergie vom Spättyp
▶ (Typ IV) unter Beteiligung zellulärer Antikörper (T-Lymphozyten). Die Antigene sind kleinmolekulare Verbindungen (Haptene) verschiedenster Substanzen, die bei lokalem Kontakt bis ins Stratum papillare der Epidermis vordringen und sich dabei mit körpereigenem Eiweiß verbinden. Diese Vollantigene werden nun in die Lymphknoten transportiert, wo sie die Produktion zellulärer Antikörper anregen.

Obwohl diese Reaktion beim Antigen-Erstkontakt nach 8 - 20 Tagen wieder abgeschlossen ist, bleibt die Sensibilisierung meist lebenslang bestehen, da die immunologische Information in den Zellen des lymphatischen Systems genetisch verankert ist (Gedächtniszellen).

Ein späterer Rekontakt löst daher die Produktion zahlreicher Antikörper aus, die im Laufe von 6 - 18 Stunden auf dem Blutweg an jene Hautstelle gelangen, an der das Antigen eingedrungen ist. Sie reagieren mit diesem und lösen dabei Transsudationen und Infiltrationen aus, die klinisch anhand verschiedener Effloreszenzen manifest werden.

Auch die orale Aufnahme des Allergens kann auf hämatogenem Weg ein Kontaktekzem auslösen, und zwar dann, wenn der Patient zuvor bereits durch lokalen Kontakt sensibilisiert wurde.

Beispiele für Kontaktallergene sind

- Chemikalien mit Paragruppen (Anilinfarben, Lokalanaesthetika, Phenacetine, Sulfonamide, Paraaminosalicylsäure)
- Penicilline
- Chromate, Nickel, Quecksilber
- Terpentin, ätherische Öle
- Pflanzen wie Primeln, Efeu, Meerzwiebel

Im privaten Bereich finden sich Allergene häufig in Kosmetika, Kleidungsstücken und sonstigen Dingen des täglichen Gebrauchs.

AKUTES EKZEM

Die Haut ist entzündlich gerötet, und je
nach Akuitätsgrad findet man die folgenden,
für die einzelnen Stadien charakteristischen
Effloreszenzen:

Stadium erythematosum
Zunächst geringe, später stärkere Rötung
und Schwellung in den Kontaktarealen

Stadium erythemato-papulosum
Kleine Papeln auf den geröteten Bezirken

▶Stadium papulo-vesiculosum
Stärkere Entzündung und verstärkte Exsudation

Stadium bullosum
Blasenbildung

Stadium madidans
Platzen der Blasen und nässende Flächen

Stadium crustosum
Gelbe Krusten durch Antrocknen des Exsudats
auf der Oberfläche

Stadium squamosum
Lamellöse Desquamation

Bei fortdauernder Exposition der Noxen geht
das akute Ekzem in ein subakutes und anschließend in ein chronisches Ekzem über.

SUBAKUTES EKZEM

Die Haut ist weniger gerötet als beim
akuten Ekzem. Möglicher Übergang in ein

CHRONISCHES EKZEM

Nebeneinander aller o. a. Effloreszenzen.
Die Haut wird dicker und zeigt eine starke
▶Felderung (Lichenifikation). Es kommt zu
vermehrter Schuppung, zu der Hyperkeratosen,
Rhagadenbildungen und De- oder Hyperpig-
mentierungen hinzutreten können.

Je länger das Ekzem besteht, umso monotoner
wird das klinische Bild.

Subjektiver Befund	▶Juckreiz! Spannungs- und Wundgefühl!
Diagnostik	▶Anamnestische Erhebungen ▶Epikutantestungen

Prinzip der Epikutantestung	▶ Der Epikutantest dient zur Ermittlung des Antigens. Getestet wird mit nicht-toxischen Substanzverdünnungen in Form von Salbe, Öl oder wässrigen Lösungen. Das mit den Testsubstanzen versehene Testpflaster wird auf Oberarm oder Rücken aufgeklebt und nach 2 Tagen wieder entfernt. Erweist sich eine der geprüften Substanzen als verantwortliches Allergen, so bildet sich am Ort des Kontakts ein ödematöses Erythem mit Papeln und Bläschen. Positive Resultate werden in einen Allergiepaß eingetragen, den der Patient bei jeder ärztlichen Behandlung und bei jedem Apothekenbesuch vorlegen sollte.
Verlauf	Der Verlauf hängt wesentlich von Dauer, Intensität und Häufigkeit des Allergenkontaktes ab. Ein entscheidender Faktor ist ferner die jeweils vorliegende Reaktionsbereitschaft der Haut. Kommt ein Ekzem nicht zum Abklingen oder rezidiviert es bei fehlendem Kontakt, so ist an die Aufnahme der Allergene mit der Nahrung (Farbstoffe, Konservierungsmittel) zu denken.
DD	Erysipel, Erysipeloid, Erythematodes, Dermatomyositis, Lichen simplex chronicus Vidal, Psoriasis, Epidermophytie (Neurodermitis)
Komplikationen	- Ausbreitung des Ekzems auf primär erscheinungsfreie Hautpartien ('Streuphänomen') und - Generalisation (Erythrodermie) (siehe auch 11.1.3) - Sekundärinfektionen durch Bakterien, Pilze und Viren.
Therapie	Meiden der Allergene und toxischen Substanzen! Bei akutem Ekzem: bei intaktem Hautorgan Anwendung von Kortikoidcremes, bei Nässen und Krustenbildung Steroidlotiones und feuchte Umschläge mit antiseptischen Zusätzen. Bei chronischem Ekzem: Ichthyol oder Teer-Steroid-Kombinationssalben, Unterspritzung mit Triamcinolon-Kristallsuspensionen. Bei starkem Juckreiz systemische Gabe von Antihistaminika, bei schweren Verlaufsformen systemische Gabe von Kortikoiden. Bei Sekundärinfektionen ist die systemische Anwendung von Tetrazyklinen indiziert; die lokale Anwendung von Antibiotika ist kontraindiziert, da Gefahr der Sensibilisierung.

ENDOGENES EKZEM (7.1.2)
(Neurodermitis diffusa)
(Neurodermitis disseminata)
(Neurodermitis constitutionalis)
(Neurodermitis atopica)
(Atopische Dermatitis)
(Atopisches Ekzem)
(Prurigo BESNIER)

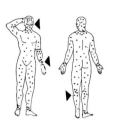

Bedeutung
von
genetischen
Faktoren
und
Umweltfaktoren

Die eigentliche Ursache ist noch ungeklärt.

Eine familiäre Belastung ist fast immer
nachweisbar. Vererbt wird die atopische
Disposition mit einer Penetranz von 50 %.

Für die Manifestation oder einen neuen
Krankheitsschub sind folgende Faktoren
bedeutsam:

- psychisch-somatische Einflüsse und
  vegetative Belastungen
- nutritive Faktoren
  (Alkohol, Zitrusfrüchte)
- Kontakt mit tierischer Wolle oder
  Tierhaaren, auch Staubexposition
- klimatische Faktoren wie Wetterumschwung,
  kalte Jahreszeit

Möglicherweise handelt es sich um eine
unspezifische Antwort und nicht um eine
allergisch bedingte Reaktion, wie die hohe
▶ IgE-Serum-Konzentration der Neurodermitiker
vermuten lassen könnte. Gleichzeitig besteht oft eine Störung der zellulären
Immunität, die sich in der besonderen An-
fälligkeit für virale, bakterielle und
mykotische Infektionen äußert.

Altersabhängige
Hautsymptomatik

Patienten mit endogenem Ekzem, vor allem
Kinder und junge Frauen, haben häufig
eine doppelte Lidfalte und es fehlt der
▶ seitliche Teil der Augenbrauen (Hertoghe-
sches Zeichen). Auffällig ist auch die
blasse und trockene Haut. In etwa 70 %
der Fälle kommt es zu einer paradoxen
Reaktion der Hautgefäße: Nach mechanischer
Reizung der Haut erfolgt keine Rötung wie
üblich, sondern ein Abblassen infolge Vaso-
▶ konstriktion (weißer Dermographismus).

In Abhängigkeit vom Lebensalter zeigt das
endogene Ekzem die nachfolgend beschriebe-
nen unterschiedlichen Manifestationsformen:

1. SÄUGLINGSEKZEM
   (Crusta lactea)
   (Milchschorf)
   (frühexsudatives Ekzematoid ROST)

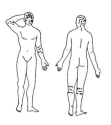

Das Säuglingsekzem ist die Erstmanifestation des endogenen
Ekzems und tritt meist ab dem 3. Monat auf. Ein späterer
Beginn ist selten.

Vorwiegend an Wangen, Stirn und behaartem Kopf entsteht
ein unscharf begrenztes Erythem mit starker Schuppung;
differentialdiagnostische Abgrenzung gegenüber dem Sebor-
rhoischen Ekzem (7.1.3). In seltenen Fällen treten auch
Bläschen auf.

Starker Juckreiz! Aufgrund des Kratzens kommt es zu nässenden Erosionen und zur Ausbildung hämorrhagischer Krusten.
Sekundärinfektionen sind häufig.

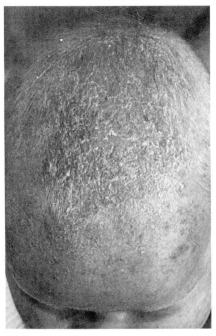

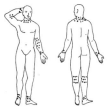

2. BEUGENEKZEM
   (Ekzema flexurarum)
   (Spätexsudatives Ekzematoid ROST)

   Tritt nach dem 3. und 4. Lebensjahr als Zweitmanifestation
   des endogenen Ekzems, meist an Ellenbeugen und Kniekehlen
   auf. Das klinische Bild entspricht dem des Säuglingsekzems,
   nur tritt die exudative Komponente mehr in den Vordergrund.
   Bei chronischem Verlauf kommt es zu starker Lichenifikation
   der Haut.

3. ERWACHSENENEKZEM

   Im Erwachsenenalter unterscheidet man hautsächlich drei
   klassische Formen des endogenen Ekzems:

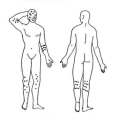

Ekzematoide Form: unscharf begrenzte,
meist münzgroße, erythemato-squamöse
Herde mit Papeln und Bläschen, die infolge des starken Juckreizes zerkratzt
werden und verkrusten.

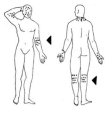

Lichenifizierte Form: plateauartige Er-
habenheiten im Bereich der ekzematösen
Herde infolge dichter Aggregation von
Papeln. Die feinen Hautlinien werden auf-
gehoben, und es kommt zu großflächigen
Lichenifikationen, die sich randwärts
allmählich verlieren. Zusätzlich sekundäre
Exkoriationen (Hautabschürfungen).

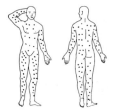

Pruriginöse Form: linsengroße Seropapeln
die infolge starken Juckreizes zerkratzt
werden und es dadurch zu starker Krusten-
bildung kommt.

Ekzematoide
Form

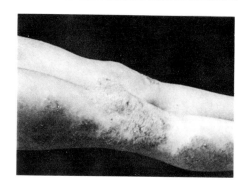

Lichenifizierte
Form

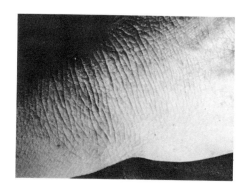

Pruriginöse
Form

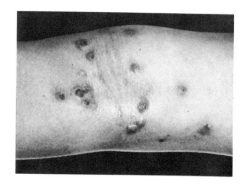

Subjektive Befunde	▶ Quälender Juckreiz, vor allem nachts, der die Patienten zum Zerkratzen der Haut zwingt. Bei Kindern sind Entwicklungsstörungen häufig.

Im allgemeinen sind die Patienten empfindsam und introvertiert.

Andere Manifestationsformen der Atopie	▶ In 11 % der Fälle leiden die Patienten auch an Heuschnupfen, in 17 % an Asthma bronchiale und in 5 % wurden Urtikarien beobachtet; außerdem Colitis mucosa und Conjunctivitis allergica.

Bei einem bestimmen Prozentsatz Vorkommen von Stoffwechselanomalien wie

- Hypo- bzw. Anazidität
- Hypoproteinämie
- Eosinophilie

Komplikationen	▶ <u>Eccema herpeticatum:</u> Die Haut des Neurodermitikers besitzt eine besonders hohe Affinität zum Herpes-simplex-Virus. Es finden sich neben den Effloreszenzen der vorliegenden Dermatitisform disseminierte Virusbläschen und -pusteln (siehe auch 2.4.1). Letalität in 10 % der Fälle.

▶ <u>Eccema vaccinatum:</u> Superinfektion ekzematöser Hautpartien mit dem Impfvirus infolge hämatogener Ausbreitung oder Kontaktinfektion. Letalität in 10 - 40 % der Fälle. Ekzematiker dürfen nicht geimpft werden, solange Hauterscheinungen bestehen und müssen von Pockengeimpften bis zur völligen Abheilung der Impfreaktion isoliert werden.

<u>Impetignisierung:</u> Bakterielle Superinfektion aufgrund der fast immer vorhandenen Kratzeffekte.

<u>Erythrodermia atopica HILL:</u> Es kann in seltenen Fällen zu einem diffusen, über den ganzen Körper ausgebreiteten Erythem mit Infiltrationen und starkem Juckreiz kommen.

<u>Cataracta neurodermica:</u> Im Laufe der Jahre kann sich eine Linsentrübung ausbilden.

Therapie

Bei nässenden Formen feuchte Umschläge
und Kortikoid-Cremes.

Bei lichenifizierten Erscheinungsbildern
Teerpräparate.

Vorsicht bei langfristiger Kortikoid-
Therapie, da Schäden zu befürchten sind:

- Resistenzminderung gegenüber Viren,
  Bakterien und Pilzen
- Hautatrophien
- Pigmentverschiebungen (Striae)
- Komedonen und Aknepapeln
- Teleangiektasien
- Hypertrichosen

Systemische Gabe von Antihistaminika und
Sedativa gegen den Juckreiz.

Bewährt haben sich auch Klimakuren: In
Gebieten mit niedriger Luftfeuchtigkeit
(See und Hochgebirge) Wiederherstellung
des Selbstregulationsmechanismus des
Organismus mit Hilfe der Reizfaktoren
von See- und Hochgebirgsklima.

Körperpflege unter Verwendung von rück-
fettenden Badezusätzen. Keine Seife

Verlauf

Die Hauterscheinungen treten mehr oder
minder rasch und ausgedehnt auf und
nehmen in den meisten Fällen einen lang-
wierigen Verlauf mit ständigem Wechsel
zwischen akuten Exzerbationen, Remissionen
und chronischen Stadien über Monate, ehe
eine Abheilung auftritt. Danach kommt es
zu chronisch-rezidivienden Schüben mit
erscheinungsfreien Intervallen.

Prognose

In 80 % der Fälle kommt es zur spontanen
Dauerheilung im 1. Lebensjahrzehnt.

In 20 % der Fälle findet man chronisch-
rezidivierende Verläufe.

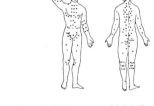

SEBORRHOISCHES EKZEM (7.1.3)
(Seborrhoisches Ekzem UNNA)
(Seborrhoische Dermatitis)
(Dermatitis seborrhoica)

Klinisches Bild im Kindesalter	Bogenförmig begrenzte, fettige, gelbliche Schuppung im Bereich des behaarten Kopfes (differentialdiagnostische Abgrenzung gegenüber dem endogenen Ekzem (7.1.2)).
	Trockene oder nässende mit fettigen Schuppenkrusten bedeckte Erytheme in intertriginösen Räumen oder unter abschließender Kleidung.
Klinisches Bild im Erwachsenenalter	Scharf begrenzte Erytheme mit klein-lamellöser, gelb-bräunlicher, fettiger Schuppung und z. T. entzündlicher Infiltration, vor allem in den Intertrigines, vorderer und hinterer Schweißrinne und im Gesicht.
Therapie	Bei Kopfherden: antiseborrhoische Haarwaschmittel und Kopftinkturen (Schwefel, Salicylsäure).
	Bei Körperherden: Entfettung mit alkoholischen Lösungen, Auftragen schwefelhaltiger Puder und Vioformlotio. Waschen mit sauren Seifen, Badezusätze wie Weizenkleie und Haferstroh.
	In schweren Fällen Kortikoide.

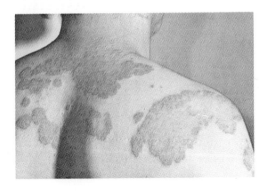

MIKROBIELLES EKZEM (7.1.3)
(Nummuläres Ekzem)
(Dermatitis nummularis)
(Diskoides Ekzem)
(Parasitäres Ekzem)

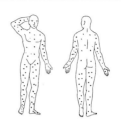

Klinisches Bild	Münzförmige, relativ scharf begrenzte, erythematöse Herde mit gruppiert angeordneten Bläschen, aus denen sich Pusteln entwickeln können, die platzen und verkrusten.
	Juckreiz!
Mikrobielle Diagnostik und Fokussuche	Die Ätiologie ist ungeklärt.
	Man vermutet allergische Reaktionen gegenüber Bakterien oder deren Toxinen, da aus den Herden Strepto- und Staphylokokken isoliert werden können.
	Gelegentlich läßt sich auch beim Patienten ein dafür verantwortlicher Krankheitsherd (Tonsillitis, Bronchitis) finden.
Therapie	- lokale Anwendung vioformhaltiger Externa und von Kortikoid-Antibiotika-Kombinationspräparaten - systemische Gabe von Breitspektrumantibiotika - Fokussuche und -sanierung

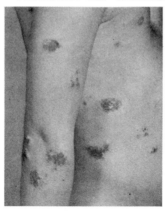

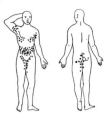

INTERTRIGO (7.1.4)
(Dermatitis intertriginosa)
(Intertriginöses Ekzem)
(Pseudolues papulosa)

Klinisches   Es handelt sich um eine durch Wärme, Rei-
Bild   bung und Feuchtigkeitsstau bedingte Haut-
                    schädigung, wahrscheinlich durch Stoff-
                    wechselprodukte saprophytärer Keime, die
                    vor allem bei stark schwitzenden, wohlbe-
                    leibten Patienten in den intertriginösen
                    Hautpartien auftritt.

                    Charakteristisch sind scharf begrenzte
                    Erytheme mit Bläschen und Pusteln, häufig
                    auch nässende Rhagaden an den Umschlags-
                    falten, die die Eintrittspforten für Bak-
                    terien und Pilze (Candida albicans) bilden.
                    Superinfektionen sind daher häufig.

                    Neben starkem Schwitzen wirkt ein Diabetes
                    mellitus begünstigend.

DD   Psoriasis vulgaris
                    Seborrhoische Dermatitis
                    Tinea corporis
                    Syphilis II

Therapie   - Ausschaltung der begünstigenden Faktoren
                    - austrocknende Lokalbehandlung
                    - bei Sekundärinfektionen Antibiotika bzw.
                      Antimykotika
                    - in schweren Fällen Kortikoide.

WINDELDERMATITIS (7.1.4)
(Ammoniak-Dermatitis)
(Dermatitis ammoniacalis)
(Dermatitis gluteale infantum)
(Erythema gluteale seu papulosum)
(Dermatitis pseudosyphilitica papulosa)

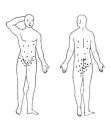

Klinisches Bild	Es handelt sich um eine besondere Form der Erwachsenen-Intertrigo beim Säugling. Das klinische Bild ist ähnlich: scharf begrenzte Erytheme mit Bläschen und kleinen Pusteln, häufig auch papulöse, an der Oberfläche erodierte Effloreszenzen.
	Gelegentlich breiten sich Streuherde über den ganzen Körper aus.
	Häufig Superinfektionen mit Candida albicans oder Staphylokokken.
	Als schädigende Noxe wird der im alkalischen Milieu freigesetzte Ammonika angesehen, neuerdings auch Infektionen mit Trichomonaden. Begünstigend wirken
	- Wärme- und Feuchtigkeitsstau (Gummihöschen)
	- Mazeration der Haut durch Stuhl und Harn
	- unzureichendes Wechseln und Waschen der Windeln (Waschmittelrückstände)
DD	Lues connata
	Psoriasis vulgaris
	Soormykose (bei Streuherden)
Therapie	- Ausschaltung der begünstigenden Faktoren (häufiges Wechseln der Windeln, keine Gummihöschen)
	- schonende Reinigung der Haut unter Ölzusatz und Pflege der erkrankten Partien durch schützende Pasten
	- bei Sekundärinfektionen Antimykotika bzw. Antibiotika

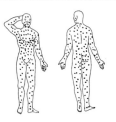

URTIKARIA (7.1.5)
(Nesselsucht)
(Nesselausschlag)

Ursachen   Eine Urtikaria kann bedingt sein

                          1. allergisch
                          2. toxisch
                          3. physikalisch

                          1. ALLERGISCH BEDINGTE URTIKARIA

                          Lokale Ag-Ak-Reaktion vom anaphylakti-
                          schen Typ (Typ I) der Kutis bzw. Sub-
                          kutis und Gefäße.

                          Aufgrund des Allergenreizes werden Hista-
                          min und Serotonin aus Mastzellen und ba-
                          sophilen Granulozyten freigesetzt; im
                          Plasma findet eine Aktivierung von Brady-
                          kinin statt.

                          Die Folgen davon sind Dilatation und
                          Permeabilitätserhöhung kleinerer Gefäße.
                          Es kommt zum Austritt von Plasma in ku-
                          tanes und subkutanes Gewebe mit an-
                          schließender Ödembildung.

                          Die allergische Reaktion kann durch fol-
                          gende Allergene sowohl exogen als auch
                          endogen bei vorher sensibilisierten Per-
                          sonen ausgelöst werden:

                          exogen   - direkter Hautkontakt mit
                                      verschiedenen Pflanzen
                                      (Primel, Efeu, Heu)
                                    - Insektenstiche
                                    - Inhalation von Pollen und Staub
                                    - Pharmaka (Penicillin, Salicy-
                                      late, Chinin, Pyrazolone, Hor-
                                      mone, Vitamine, Vakzine)
                                    - Nahrungsmittel (Fische, Eier,
                                      Muscheln, Käse, Zitrusfrüchte,
                                      Erdbeeren, Nüsse, Tomaten,
                                      Kakao, Gewürze, Wein)

                          endogen - bakterielle Foci
                                    Zahnplomben

2. TOXISCH BEDINGTE URTIKARIA

Histamin dringt von außen in die Haut
und bewirkt eine Dilatation kleinerer
Gefäße und eine Permeabilitätssteigerung
der Gefäßwände.

Mögliche Ursachen sind

- Brennesseln
- Ameisen
- Quallen

3. PHYSIKALISCH BEDINGTE URTIKARIA

Es kommt zur Histaminfreisetzung durch

- Wärme (Wärme-Urtikaria)
- Kälte (Kälte-Urtikaria)
- Schwitzen (Schwitz-Urtikaria)
- Sonnenstrahlen (Sonnen-Urtikaria)
- Röntgenstrahlen (Röntgen-Urtikaria)
- mechanische Reize wie Druck, Stoß
  (mechanische Urtikaria)
- scheuernde Kleidungsstücke und Be-
  rührung bei vegetativer Dystonie
  (Urticaria factitia)

Symptomatik und Verlauf der akuten Urtikaria

Ödematöse Veränderung der oberen Kutis,
die sich klinisch in plötzlicher Eruption
solitärer oder multipler Quaddeln von
rötlichem Farbton äußert. Oft blaßt das
Zentrum ab, während der Rand sich zentri-
fugal, manchmal girlandenförmig ausbreitet.

Heftiger Juckreiz!
Manchmal auch Schwellung der Schleimhäute.

Die Quaddeln klingen meist nach einigen
Stunden wieder ab, können aber auch tage-
lang persistieren.

Symptomatik und Verlauf der chronischen Urtikaria

Bei länger als 6 Monate rezidivierenden
Quaddeleruptionen spricht man von chronischer Urtikaria. In den meisten Fällen läßt
sich das auslösende Agens kaum ermitteln.

Häufig finden sich chronische Urtikarien
bei Erkrankungen des Magen-Darm-Trakts,
endokrinen Erkrankungen, auch Überempfind-
lichkeit gegen eigene Hormone, Tumoren und
Infektionen mit Pilzen und Würmern.

Diagnostik   Gründliche Anamnese: Frage nach Nahrungs-
                           und Genußmitteln.

                           Bei verdächtiger Noxe Allergietestung,
                           falls negativ, Suche nach Infekt oder
                           Tumor des Respirations-, Verdauungs- und
                           Urogenitaltrakts.

                           Außerdem ist die physikalische Auslösbar-
                           keit der Urtikaria zu prüfen.

Therapie   Ausschaltung der Noxe und Fokussanierung,
                           falls möglich.

                           Systemische Gabe von Antihistaminika und
                           in schweren Fällen von Kortikoiden.

                           Desensibilisierungsmaßnahmen mit Antigenen
                           in steigender Dosierung.

QUINCKE-ÖDEM (7.1.5)
♀♂

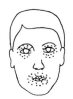

Nicht-juckende, hochakute Extremvariante der Urtikariaquaddel,
bevorzugt sind jüngere Frauen betroffen.

Symptomatik   Stark umschriebene ödematöse Schwellungen
                           im Bereich des Gesichts, meist der Augen-
                           lider oder der Lippen. Gefürchtet ist die
                           Beteiligung der Schleimhaut von Larynx und
                           Pharynx (lebensbedrohliches Glottisödem!).

                           Ein Quincke-Ödem entsteht binnen Minuten
                           und verschwindet in den meisten Fällen
                           nach 2 - 3 Stunden wieder.

Hereditäres   In einigen Fällen beobachtet man ein fami-
Quincke-Ödem   liär gehäuftes Auftreten wahrscheinlich
                           aufgrund eines autosomal-dominanten Erb-
                           ganges.

Therapie   wie bei Urtikaria.

                           Bei Glottisödem abschwellende Medikamente,
                           Antiphlogistika und Steroide in hoher
                           Dosierung. Falls erforderlich Intubation
                           oder Tracheotomie.

ANAPHYLAKTISCHER SCHOCK (7.1.5)

Ursachen   Artfremde Proteine und Polypeptide (z. B.
                        in Vakzinen, Insektengiften und Hormon-
                        präparaten), aber auch Penicilline, Lokal-
                        anaesthetika u. a. bewirken eine generali-
                        sierte Antigen-Antikörper-Reaktion vom
                        Soforttyp (Typ I).

Symptomatik   Massive Störung der Kreislauffunktion mit
                        Blutdruckabfall binnen Sekunden, Atemnot,
                        Krämpfe, Kollaps, unkontrollierte Miktion
                        und Defäkation.

Verlauf   Häufig ebenso plötzliches Enden wie Auf-
                        treten.

Therapie   - Adrenalin 0,3 mg i.m. (stets zuerst!)
                          wegen der kardialen Nebenwirkungen ist
                          die i.v.-Injektion erst bei lebensbe-
                          drohlichen Zuständen indiziert.

                        - Antihistaminika i.v.

                        - Kortikosteroide bei refraktärem Schock,
                          sie sind kein Ersatz für Adrenalin!

                        - u. U. Volumenersatz

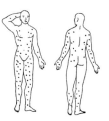

TOXISCHE UND ALLERGISCHE EXANTHEME (7.1.6)

Ursachen   Zahlreiche Substanzen, vor allem Arznei-
toxischer   mittel, können nach systemischer oder
und   lokaler Anwendung zu Exanthemen führen
allergischer
Exantheme   - auf toxischer Basis (obligater Effekt,
                           der bei jedem nach zu hoher Dosierung
                           oder zu langer Anwendung auftritt)

                         durch

                         graue Hg-Salbe
                         arsenhaltige Medikamente
                         Pyrazolonderivate
                         Chininderivate
                         Barbiturate

                         - auf allergischer Basis (fakultativer
                           Effekt, der schon bei Applikation einer
                           minimalen Dosis nach vorangegangener
                           Sensibilisierung auftreten kann)

                         durch

                         Antibiotika (Penicillin, Ampicillin)
                         Antipyretika (Acetylsalicylsäure)
                         Sulfonamide
                         Antimykotika
                         Hormone (Insulin)
                         Jod- und Brom-haltige Präparate
                         nutritive Allergene
                         bakterielle und virale Antigene

Symptomatik   Es handelt sich um eine kutan-vaskuläre
                         Reaktion, wobei sich je nach Schweregrad
                         der entzündlichen Gefäßwandveränderungen
                         die nachfolgenden unterschiedlichen Ef-
                         floreszenzen entwickeln:

                         - erythematös-hämorrhagische Effloreszenzen
                           (Austritt von Erythrozyten)

                         - vesikulös-bullöse Effloreszenzen
                           (Austritt von Serum)

                         - papulo-nodöse Effloreszenzen
                           (zusätzliche Infiltration)

Häufig findet man die verschiedenen Effloreszenzen nebeneinander vorkommend (polymorphes
Exanthem).

Mitunter werden auch die Krankheitsbilder
verschiedener Infektionskrankheiten (siehe
11.1) imitiert, und man spricht von scarla-
tiniformen, morbilliformen und rubeolifor-
men Exanthemen. Auch ahmen sie u. U. Krankheiten nach, zu deren Behandlung die auslösenden Medikamente eingesetzt sind.

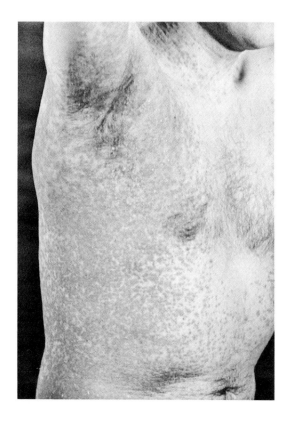

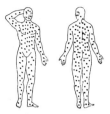

Sonderformen   LYELL-Syndrom
                            (Epidermolysis acuta toxica)

                            Die schwerste Ausprägungsform eines toxi-
                            schen Exanthems ist das LYELL-Syndrom,
                          ▶ wobei es zu großflächigen, blasenartigen
                            Ablösungen der Epidermis kommt (Syndrom
                            der verbrühten Haut). Auch bei scheinbar
                            nicht befallener Haut lassen sich die
                            oberen Schichten wie ein Stück Papier von
                            der Unterlage abheben (Nikolski positiv).

                            An den Schleimhäuten des Mundes, des Geni-
                            tales und der Konjunktiven entwickeln sich
                            Hämorrhagien und Ulzerationen.

                            Hohe Temperaturen und schwere Beeinträch-
                            tigung des Allgemeinbefindens (u.U. Koma).
                            In 50 % der Fälle letaler Ausgang.

                            Bei einem Teil der Patienten wurde eine
                            Überempfindlichkeit gegen bestimmte Arz-
                            neimittel (Glucocorticoide, Antibiotika),
                            bei einem anderen gegen Staphylokokken-
        toxine festgestellt. Es wird vermutet, daß
                            das LYELL-Syndrom mit der Dermatitis exfol
                            tiva generalisata RITTER von RITTERSHAIN
                            identisch ist (siehe auch 3.1.1).

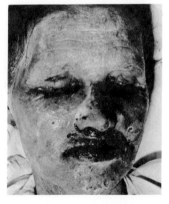

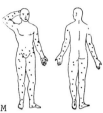

Sonderformen

FIXES ARZNEIMITTELEXANTHEM

Meist solitäre, münzen- bis handteller-
große, blau-rote Makula, deren Zentrum
sich später oft blasig verändert.

Sie treten häufig nach Gabe von Pyrazolon-
derivaten, Chininderivaten und Barbitura-
ten auf, meist nach entsprechender Medi-
kation immer wieder an der gleichen Stelle
und heilen oft erst nach Monaten unter
manchmal jahrelang bestehender Pigmentierung wieder ab.

Diagnostik

Es kommt darauf an, die auslösende Noxe zu
ermitteln. Hierzu dienen neben einer gründ-
lichen Anamnese

- Epikutantestungen (siehe 7.1.1)

- Intrakutantests
  Flüssigkeit wird in die Haut eingespritzt

- Prick-Test
  Die verdächtige Substanz wird als Extrakt
  auf die Haut aufgebracht, und man sticht
  durch den Tropfen hindurch

- Scratch-Test
  Durch die aufgebrachte Testsubstanz
  wird mit einer Lanzette die Haut leicht
  angeritzt, so daß es aber nicht zu einer
  Blutung kommt.

Therapie

Meiden der Noxe und Ausheilen des Infekts!

Lokal sind blande Puder und Salben indiziert, bei nässenden Erscheinungen feuchte
Umschläge.

Bei starkem Juckreiz systemische Gabe von
Antihistaminika und in schweren Fällen
Kortikosteroide.

Beim LYELL-Syndrom Klinikeinweisung und
Therapie wie bei Verbrennungen entsprechender Ausdehnung mit gleichzeitigem Ersatz
von Flüssigkeit und Elektrolyten, systemische Gabe von Kortikosteroiden und Antibiotika.

ERYTHEMA EXSUDATIVUM MULTIFORME (7.1.7)
(Scheibenrose)

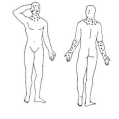

Unterscheidung idiopathischer und symptomatischer Formen	Man versucht, die multiformen Erytheme einzuteilen in

- idiopathische Formen ungeklärter Ätiologie

  und

- symptomatische Formen mit nachfolgenden
  möglichen Ursachen:

  1. Einnahme bestimmter Medikamente
     (multiple Arzneimittelexantheme)
  2. Id-Reaktionen auf Bakterien und Viren
     (bakterielle Foci, Rheuma)
  3. Id-Reaktion bei malignen Tumoren
     innerer Organe

Symptomatische Formen treten nur einmal
auf.

Bei idiopathischen Formen kommt es häufig
zu Rezidiven, vor allem im Frühjahr und
Herbst (Typus annuus).

Haut-
symptomatik

DD   *Ringelröteln*

Unter seröser Durchtränkung des Gewebes
entwickeln sich münzgroße, erhabene Schei-
ben mit blauer Mitte und hellrotem Rand.
Nach Einsinken des Zentrums entsteht die
für das Erythema exsudativum multiforme so
charakteristische Kokardenform.

Bei schwerem Verlauf treten blasige Veränderungen und anschließend Erosionen hinzu (Erythema exsudativum multiforme majus).
Außerdem werden Gelenkschmerzen, subfebrile
Temperaturen und sonstige Beeinträchtigungen
des Allgemeinbefindens beobachtet.

Schleimhaut-
symptomatik
(fast nur bei
idiopathischen
Formen)

▶An Mundschleimhaut, Konjunktiven, Kornea
sowie den Halbschleimhäuten des Genitals
können in schweren Fällen blasige Veränderungen und großflächige, unregelmäßig-bogig
begrenzte, mit grau-gelben Fibrinmembranen
bedeckte Erosionen entstehen.

Auch auf der Zunge entwickeln sich zahlreiche, oft bizarr begrenzte Erosionen.

Die Lippen sind hämorrhagisch verkrustet.

Man spricht bei Erkrankung der Mundschleim-
haut von der BAADERschen Stomatitis, bei
Veränderungen an den Konjunktiven von der
FUCHSschen Konjunktivitis.

Die Beteiligung aller sichtbaren Schleimhäute wird als Ektodermosis plurioficialis
bezeichnet.

Therapie

Meist spontanes Abheilen innerhalb von
2 - 3 Wochen. Bis dahin Trockenpinselungen
mit evtl. Kortikoidzusatz.

In schweren Fällen auch systemische Anwendung von Kortikoiden. Unter Umständen werden
Infusionen nötig (Kontrolle der Elektrolyte).

Suche nach der auslösenden Ursache und
Sanierung.

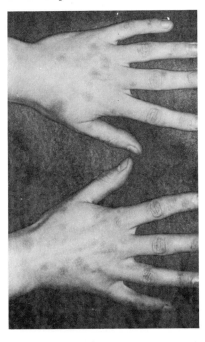

PEMPHIGUS VULGARIS (8.1.1)
BULLÖSES PEMPHIGOID (8.1.1)
DERMATITIS HERPETIFORMIS DUHRING (8.1.1)

Bei den drei genannten Erkrankungen handelt es sich um blasen-
bildende Dermatosen mit ungeklärter Ätiologie. Man vermutet
einen autoallergischen Prozeß, da sich immunhistochemisch beim
Pemphigus vulgaris antiepitheliale Antikörper, beim bullösen
Pemphigoid antibasale Antikörper und bei der Dermatitis herpetiformis Duhring Antiretikulin-Antikörper nachweisen lassen.

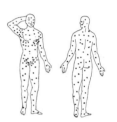

PEMPHIGUS VULGARIS (8.1.1)
▶(Blasensucht)

▶Die Krankheit tritt meist zwischen 40 und 60 Jahren auf.

Pathogenese und immunologische Befunde	Man vermutet ein Autoimmungeschehen, da sich bei Pemphigus-Patienten in der γ-Globulin-Fraktion Auto-Antikörper (IgG) gegen Desmo-▶somen in den epithelialen Interzellulärräume im Stratum spinosum nachweisen lassen. Der daraus folgende fehlende Zusammenhalt der ▶Zellen führt zu intradermaler Blasenbildung ▶und ist Grundlage des Nikolskischen Phänomen Reibt man mit dem Finger kräftig über die Haut, so lösen sich die oberen Epidermis-schichten blasig ab. Auch auf der schein-bar nicht betroffenen Haut ist das Nikolski-sche Phänomen auslösbar. Außerdem lassen sich die Blasen durch seitlichen Finger-druck intraepidermal beliebig verschieben.

Köbner-Phänomen. (handwritten annotation)

Hautveränderungen	▶Auf meist unveränderter Haut entwickeln ▶sich erbsen- bis pflaumengroße, schlaffe, eitrig-trübe Blasen mit dünner Decke, die leicht einreißt, platzt und verkrustet ▶(dimorphes Krankheitsbild: frische Blasen und Krusten). Im Blasenlumen selbst schwim-men die aus ihrem Verband gelösten Epithe-lien, die sogenannten Tzanck-Zellen (Ödem um den Kern, Verdichtung des äußeren Plasma die sich im nach May-Grünewald gefärbten Au

▶strichpräparat nachweisen lassen (Tzanck-
Test).

Juckreiz fehlt meist.

Schleimhaut-
veränderungen

▶Oft besteht eine schmerzhafte Beteiligung der
Mundschleimhaut lange vor den Hautsymptomen:
▶Blasen, bizarre Erosionen auf geringer Um-
gebungsreaktion und Epithelreste. Aufgrund
exsudativer Entzündungsreaktion werden die
Pemphiguserosionen mit einer fibrinösen
Pseudomembran überzogen.

Therapie

- Lokale Anwendung von Vioform-Zinköl und
  kortikoid-haltigen Antibiotika.
▶- Systemische Gabe von Kortikosteroiden
  in hohen Dosen, die rein symptomatisch
  durch Unterdrückung der Akantholyse wirken. Nebenwirkungen müssen hierbei auf
  Hinblick auf die Gefährlichkeit der Erkrankung in Kauf genommen werden.
▶- Zur Einsparung von Kortikoiden kann zusätzlich Methotrexat (Zytostatikum) an-
  gewendet werden.

Prognose

Unberechenbarer Verlauf und unbehandelt
meist letaler Ausgang binnen 1 - 2 Jahren.
Eine Stase kann erreicht werden, evtl. so-
gar eine Heilung. Gelingt es z. B., die
Akantholyse 3 Jahre lang zu unterdrücken,
so erschöpft sich die Krankheit und der
Patient gilt als geheilt.

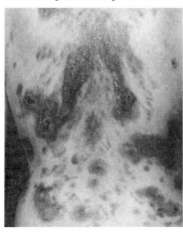

BULLÖSES PEMPHIGOID (8.1.1)
(Alterspemphigoid)
(Alterspemphigus)
(Parapemphigus)
(Pemphigus chronicus vulgaris benignus)
(Dermatitis herpetiformis senilis)

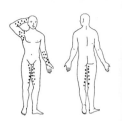

Früher betrachtete man das Krankheitsbild des bullöses Pem-
phigoids teils als Variante des Pemphigus, teils als Variante
der Dermatitis herpetiformis DUHRING. Im Gegensatz zu diesen
tritt die Krankheit jedoch erst im hohen Alter auf. In 80 %
der Fälle sind die Patienten über 60 Jahre alt.

Pathogenese und immunologische Befunde	Man vermutet ein Autoimmungeschehen, da sich im Serum des Patienten antibasale Auto-Anti- ▶ Körper (IgG) entlang der Basalmembran nach- weisen lassen (subepidermale Blasenbildung).
Klinisches Bild	Prall gefüllte, oftmals hämorrhagische Bla- sen und Erosionen auf erythematösem Grund. Im Gegensatz zum Pemphigus vulgaris haben die Blasen eine dickere Decke und reißen daher auch nicht so leicht ein. Reichlich Eosinophilie im Blaseninhalt und im Stratum papillare.

Die Schleimhäute sind nur bei einem Drittel
der Patienten befallen.

Juckreiz!

Negatives Nikolskisches Phänomen.
Negativer Tzanck-Test
Positives Pseudo-Nikolski

Therapie	- Lokale Anwendung von Vioform-Zinköl und antibiotische Salben mit Kortikosteroid- zusätzen. - Systemische Gabe von Kortikoiden und Immunsuppressiva (Methotrexat)
Prognose	Im allgemeinen günstiger als beim Pemphigus vulgaris, auch geringere Mortalität. Die Er- scheinungen heilen meist nach 1 - 3 Jahren spontan ab. Gewichtsverlust, Anämie, Fieber und allgemeine Schwäche sind häufig.

Ein bullöses Pemphigoid kann bei älteren
Patienten als paraneoplastische Veränderung
auf ein Karzinom hindeuten.

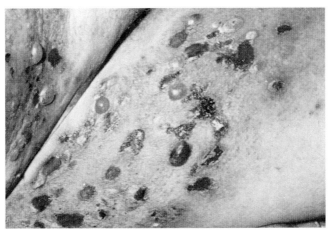

Original-Farbabbildung s. Anhang Abb. 18

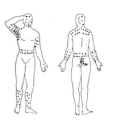

DERMATITIS HERPETIFORMIS DUHRING (8.1.1)

♂♀

Betrifft in erster Linie Erwachsene zwischen 20 und 50 Jahren.

Pathogenese und immunologische Befunde	Ätiologie und Pathogenese sind noch weitgehend ungeklärt. Man vermutet ein Autoimmungeschehen, da sich Antiretikulin-Antikörper nachweisen lassen. Foci, Wurmbefall und Nahrungsunverträglichkeit scheinen eine Rolle zu spielen. Bei 70 % der Patienten kommen Veränderungen der Jejunumzotten vor.

▶ Kennzeichnend ist die Provozierbarkeit der Erkrankung durch Halogene, z. B. durch jodhaltiges Kochsalz oder bei lokaler Jodapplikation im Rahmen eines Epikutantests.

▶ Eosinophile Papillarabszesse im Korium!
▶ Eosinophilie des Blutbildes!

Bei älteren Patienten kann eine Dermatitis herpetiformis als paraneoplastische Veränderung auf ein Karzinom hindeuten.

Klinisches Bild	▶ Subepitheliale Bläschen und Blasen mit straffer, recht resistenter Decke, oft gruppiert angeordnet auf entzündlichen, leicht erhabenen Plaques; außerdem papulöse, urtikarielle und krustöse Effloreszenzen

▶ (polymorphes Krankheitsbild). Trägt man die Blasen ab und macht einen Ausstrich vom Grund, so findet man reichlich eosinophile Granulozyten, Monozyten sowie ortsständige Bindegewebszellen. Es fehlen aber die für den Pemphigus vulgaris charakteristischen
▶ Epithelzellen (neg. Tzanck-Test).

▶ Brennender Juckreiz und starke Hautrötung, oft schon vor Ausbruch der Effloreszenzen.

Therapie	▶ - gute Erfolge mit Sulfonpräparaten - lokale Anwendung von Kortikosteroiden unter Antibiotikaschutz
Prognose	Chronisch-rezidivierender Verlauf mit erscheinungsfreien Intervallen.

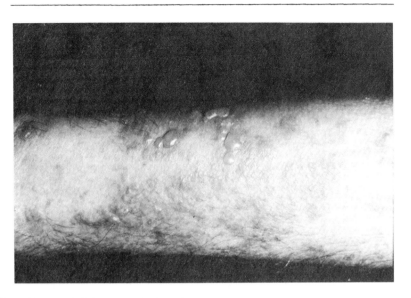

▶ Differentialdiagnostische Abgrenzung

	Pemphigus vulgaris	Bullöses Pemphigoid	Dermatitis herpetiformis DUHRING
Alter	50 - 70	über 70	20 - 50
Pathogenese	antiepitheliale Antikörper der Klasse IgG	antibasale Antikörper der Klasse IgG	Antiretikulin-Antikörper der Klasse IgA und IgM
Haut-erscheinungen	dimorphes Bild: _intraepidermale_ Blasen und Erosionen auf meist nicht geröteter Haut	dimorphes Bild: _subepidermale_ Blasen und Erosionen auf geröteter Haut	polymorphes Bild: _subepidermale_ Bläschen und Blasen, außerdem Papeln, Quaddeln, Erosionen und Krusten ,auf entzündl. Plaques,
subjektiver Befund	Juckreiz fehlt meist	geringer Juckreiz	brennender Juckreiz
▶ Nikolski-Phänomen	positiv	positiv nur in Umgebung der Herde	negativ
▶ Tzanck-Test	positiv	negativ	negativ

ERYTHEMATODES (8.1.2)
(Lupus erythematodes)
(Schmetterlingsflechte)

Es handelt sich um eine akut oder chronisch verlaufende entzündliche Erkrankung des Bindegewebes mit Befall der kleinen
Arterien. Je nachdem, ob Hauterscheinungen im Vordergrund
stehen oder der Befall innerer Organe, unterscheidet man

- kutane Form   CHRONISCH-DISKOIDER ERYTHEMATODES
                       (Erythematodes chronicus)
                       (Erythematodes integumentalis)

- systemische Form   SYSTEMISCHER ERYTHEMATODES
                       (Erythematodes actus)
                       (Erythematodes viszeralis)

Übergangsformen sind möglich.

Liegt im Rahmen des systemischen Erythematodes eine atypische,
verruköse Endokarditis sowie Gelenk- und Nierenbeteiligung vor,
so spricht man von LIBMAN-SACHS-SYNDROM.

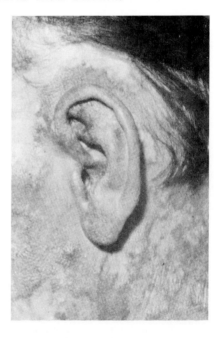

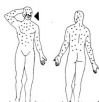

1. CHRONISCH-DISKOIDER ERYTHEMATODES (8.1.2)
   (Erythematodes chronicus)
   (Erythematodes integumentalis)

Symptomatik   Die Hautveränderungen sind charakteristischer-
                     weise in belichteten Hautarealen lokalisiert
                     ▶ Zu Beginn treten linsengroße, elevierte
                     Erytheme von tastbarer Konsistenz auf.
                     ▶ Beim Fortschreiten des Prozesses zur Peri-
                     pherie atrophisiert das Zentrum und sinkt
                     ein. Der erythematöse Randsaum bleibt deut-
                     ▶ lich erhalten. Zentral können Hyperkera-
                     tosen liegen, die in die Follikelöffnungen
                     eindringen (Tapeziernagel-Phänomen). Bei
                     Abhebung dieser flächenhaften Hyperkeratose
                     wird an der Unterseite ein deutlich reib-
                     eisenartiges Bild sichtbar.
                     ▶ Hyperästhesie bei Berühren der Herde.
                     Häufig finden sich noch Hyper- und Depig-
                     mentierungen, Gefäßerweiterungen und starke
                     Gewebsverdichtungen.

                     Zusammenfließende Herde bilden gelegentlich
                     ▶ eine Schmetterlingsfigur im Gesicht. Mit-
                     unter treten auch zahlreiche disseminierte
                     Herde am Nacken, Stamm und oberen Extremi-
                     täten auf (sog. Lupus erythematodes chroni-
                     cus disseminatus).

                     Außerdem

                     - feine, weißliche Streifenzeichnung an
                       der Mundschleimhaut, ähnlich wie bei
                       Lichen ruber planus
                     ▶ - landkartenförmiger Haarausfall mit Rötung,
                       Schuppung und Atrophie (irreversibel)
                     - Nageldystrophien

Verlauf   Unberechenbarer, langfristiger Verlauf mit
und   Remissionen und Rezidiven.
Prognose   ▶ Sonne, Kälte und bakterielle Infekte können
                     neue Krankheitsschübe auslösen.
                     Auf den atrophischen Hautarealen entwickeln
                     sich oft spinozelluläre Karzinome.

Therapie   - Lichtschutzmittel, da Sonnenlicht provo-
                       zierend wirkt
                     ▶ - Beseitigung der Hyperkeratosen mit Salicyl-
                       Vaseline und Vereisung mit CO_2-Schnee
                     ▶ - lokale und systemische Applikation von
                       Kortikosteroiden
                     ▶ - orale Verabfolgung von Antimalariamitteln
                       (Resochin)

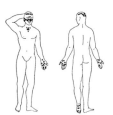

2. SYSTEMISCHER ERYTHEMATODES (8.1.2)
   (Erythematodes acutus)
   (Erythematodes visceralis)

Charakteristische Trias   - hohes Fieber
                           - Polyarthritis
                         ▶ - Schmetterlingserythem

Haut (80 %)   Uncharakteristische Erytheme mit teigiger
                     Schwellung, vor allem im Gesicht. An den
                     Fingerspitzen finden sich Rötungen, Pete-
                     chien und Teleangiektasien; außerdem diffu-
                     se Alopezie.

Schleimhaut   An der Mundschleimhaut entstehen rötliche
                     Erytheme mit Gefäßerweiterungen und feine,
                     leukoplastische Streifenzeichnungen. Die
                     befallenen Areale sind berührungsempfind-
                     lich. Im weiteren Verlauf kommt es zu klein-
                     fleckigen Atrophien und schmerzhaften Erosi-
                     nenen und Ulzerationen.

Muskeln und   Polyarthritiden und Arthralgien
Gelenke (60 %)   interstitielle Polymyositis

Herz   Perikarditis, Myokarditits, Endokarditits

Gefäßsystem   Entzündliche Veränderungen der peripheren
                     Arterien mit evtl. Gefäßverschluß.

Milz (20 %)   Splenomegalie

Blut (80 %)   Anämie infolge verminderter Erythropoese,
                     Leukopenie und Dysproteinämie

Seröse Häute   Rezidivierende Pleuritiden,
(45 %)   seltener Peritonitis

Lunge (30 %)   Lungenfibrosen, Bronchopneumonien,
                     basale Atelektasen

Nieren (80 %)   Glomerulonephritis, nephrotisches Syndrom

Gastrointesti-   Kolitische Erscheinungen
naltrakt (20 %)

Lymphknoten   Schwellungen bevorzugt am Hals und in der
(58 %)   Achselregion

ZNS (25 %)   Polyneuritiden
                     Psychosen
                     Epilepsien

Laborbefunde   - Nachweis von LE-Zellen in Blut und Ster-
                      nalmark. Es handelt sich um rosettenartig
                      angeordnete neutrophile Leukozyten mit
                      dunkelgrauen Einschlußkörperchen und an
                      den Rand gedrückten Kernen. Die LE-Zellen
                      können auch bei Sklerodermie auftreten,
                      sind jedoch für den systemischen Erythe-
                      matodes charakteristisch, wenn sie täglich
                      gehäuft erscheinen.
                    - Nachweis des LE-Faktors durch Anti-Glo-
                      bulin-Konsumptionstest: Er erfaßt die
                      gegen die Zellkerne der Leukozyten ge-
                      richteten Autoimmunkörper.
                    - Unspezifische positive WaR
                    - γ-Globulinvermehrung und hohe BSG
                    - Leukopenie
                    - Albuminurie und Erythrozyturie

Verlauf und   Es lassen sich nur Remissionen erzielen.
Prognose   Die Prognose ist infaust.

Therapie   Sofortige Klinikeinweisung und systemische
                    Gabe hoher Kortikosteroiddosen und Immun-
                    suppressiva.

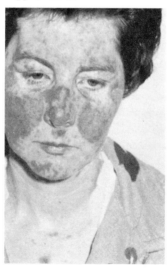

Original-Farbabbildung s. Anhang Abb. 22

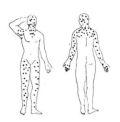

DERMATOMYOSITIS (8.1.3)
(Weißfleckige Lilakrankheit)

Klinisches Bild	Meist uncharakteristischer Beginn mit Mattigkeit, Kraftlosigkeit, Inappetenz, Gewichtsabnahme und manchmal Fieber. Es bestehen Gelenkbeschwerden und Schmerzen in der Muskulatur. Je länger die Erkrankung fortschreitet, umso deutlicher werden Muskelschwäche und Muskelatrophie. In späteren Stadien bilden sich schmerzhafte Kontrakturen wechselnder Ausdehnung aus.

An der Haut kann die Krankheit mit folgenden Erscheinungen einhergehen

- livide Erytheme, die später von Teleangiektasien und weißlichen Flecken durchsetzt werden, auch Papel- und Blasenbildung (Poikilodermatomyositis)
- ödematöse Schwellungen, die vorwiegend die periorbitale Region und die Augenlider betreffen
- Gefäßatrophien am Nagelfalz und schmerzhafte Verhärtung des Nagelhäutchens (Heuck-Gottronsches Zeichen)
- Ausbildung eines Raynaudschen Syndroms an der Hand

An anderen Organen können folgende Veränderungen entstehen

- Myokarditis
- interstitielle Pneumonie
- Nierenveränderungen
- Hepatosplenomegalie
- Neuritiden
- Osteoporosen

Bedeutung des Lebensalters	Je älter ein Patient ist, desto schlechter ist die Prognose. Auffallend ist das gehäufte Zusammentreffen der Dermatomyositis mit malignen Tumoren (paraneoplastisches Syndrom). Bei etwa 20 % der Patienten jenseits des 40. Lebensjahres ist mit einem solchen Zusammentreffen zu rechnen. Nach operativer Beseitigung des Tumors bzw. eines Entzündungsherdes (bei Kindern häufig die Ursache einer Dermatomyositis) sind Remissionen möglich.

GEFÄHRDETE BERUFSGRUPPEN (9.1)

10 % aller dermatologischen Erkrankungen sind berufsbedingt.
Die Berufsdermatosen gehören zu den drei häufigsten Berufs-
krankheiten.

Pathogenetische   Bei den durch Berufsstoffe ausgelösten Der-
Faktoren   matosen handelt es sich in erster Linie um
bei   Ekzeme (siehe auch 7.1.1), die erst wieder
Ekzemen   abklingen, sobald die betreffende Substanz
                  nicht mehr einwirkt.

                  Folgende im Berufsleben vorkommende Stoffe
                  können Ekzeme verursachen:

                  1. Metalle und ihre Verbindungen:
                  ▶   Chrom, Nickel, Kobalt, Quecksilber, Arsen,
                      Beryllium, Vanadium

                  2. Organische Lösungsmittel:
                     Chlorderivate, Terpentin, alkylierte
                     Cumolderivate

                  3. Derivate der aromatischen Kohlenwasser-
                     stoffe:
                     Halogen-, Nitro-, Chlornitro-, Amino-,
                     Azo-, Hydroxi- und Sulfoderivate

                  4. Formaldehyd, Hexamethylentetramin, Phenol-,
                     Styrol-, Epoxyharze

                  5. Farbstoffe

                  6. Alkalien:
                     Zement, Detergentien, Reinigungsmittel,
                     Oxidationsmittel als Bleichmittel

                  7. Arzneimittel

                  8. Hilfsmittel der Kautschukindustrie

                  9. Pestizide und Insektizide, Düngemittel

                  10. Pflanzliche Bestandteile und Extrakte

                  Die folgenden Berufsgruppen sind vor allem
                  betroffen:

                  - Arbeitnehmer der metallverarbeitenden
                    Industrie
                  ▶ - Arbeitnehmer im Baugewerbe
                  - Arbeitnehmer im Malergewerbe
                  - Arbeitnehmer der chemischen und pharmazeu-
                    tischen Industrie
                  - Arbeitnehmer in Land- und Forstwirtschaft
                  - Ärzte und medizinisches Personal
                  - Friseure

Pathogenetische Faktoren bei Karzinomen

Hautkrebs kann durch die folgenden Stoffe entstehen, und zwar sowohl direkt auf gesunder Haut als auch nach vorangegangener Schädigung der Haut, welche sich zunächst als Erythem, stärkere Pigmentierung oder Follikulitis bemerkbar macht, wobei die Kombination mit physikalischen Komponenten wie Infrarot, Traumen und thermischen Einflüssen eine Rolle spielen kann.

1. Teer (Destillationsprodukt aus Stein- und Braunkohle, Torf und Holz)
   Verarbeitung in Dachpappen- und Brikettfabriken, bei der Holzimprägnierung und im Straßenbau.

2. Anthrazen (Destillationsprodukt aus Steinkohlenteer)
   Verwendung bei der Herstellung von Farben, Dachpappen und Holzimprägnierungsmitteln.

3. Pech (Rückstand der Teergewinnung)
   Verwendung bei der Brikettfabrikation, zur Kabelisolierung, bei der Herstellung von Lacken u. ä.

4. Ruß (Niederschlag des Rauches, der bei der Verbrennung verschiedener organischer Stoffe entsteht)
   Verwendung bei der Herstellung von Tusche, Lederpflegemitteln, Farben, Kunststoffen und Gummiartikeln

5. Rohparaffin (wird aus bitumenhaltiger Braunkohle, Ölschiefer, Erdöl und Erdwachs gewonnen)
   Verwendung bei der Herstellung von Zündhölzern, Papier und Sprengstoff.

6. Mineralöle

7. Anilin

8. Asbeststaub

9. Arsen

10. Starke Sonneneinwirkung

Gefährdet sind insbesondere Chemiearbeiter, Schornsteinfeger, Landarbeiter, Fischer, Seeleute und Bergführer.

Pathogenetische Faktoren bei Mykosen	Die berufsbedingten Mykosen kommen vornehmlich durch Kontakt mit Tieren und Tierhaaren zustande. Für die Entstehung sind hauptsächlich Fadenpilze (Dermatophyten) und Hefepilze (Candida-Arten) verantwortlich (siehe auch 4). Ein feuchtwarmes Milieu ist Voraussetzung.

Betroffen sind in erster Linie Arbeitnehmer in Land- und Forstwirtschaft, Molkereien und Schlachthöfen, Bäckereien, Spülküchen und Badebetrieben, Untertagebau.

Prophylaktische Maßnahmen	Eine wirksame Prophylaxe ist nur durch Meiden der ursächlichen Noxen gegeben. Da dies jedoch trotz Schutzkleidung und großer Reinlichkeit nicht immer möglich ist, resultiert als einzige Konsequenz häufig nur ein Arbeitsplatz bzw. Berufswechsel. Darüber hinaus sollte jedoch immer dringlicher gefordert werden, daß dort, wo der Kontakt nicht gemieden und der Mensch nicht genügend geschützt werden kann, Schadstoffe und stark sensibilisierende Stoffe, vor allem am Arbeitsplatz, aus dem Verkehr zu ziehen bzw. soweit möglich, durch unschädliche Mittel zu ersetzen sind.

GESETZLICHE BESTIMMUNGEN (9.2)

Nach § 5 der z. Zt. geltenden Berufskrankheitenverordnung
(7. BKVO vom 20. 6. 1968) ist jeder Arzt schon bei begründetem
Verdacht auf das Vorliegen einer Berufskrankheit verpflichtet,
►eine Meldung an die zuständige Berufsgenossenschaft als Ver-
sicherungsträger mittels Formblatt zu erstatten.

Schwere oder wiederholt rückfällige berufliche Hauterkrankungedie zur Aufgabe der beruflichen Beschäftigung oder jeder Er-
werbsarbeit gezwungen haben, sind entschädigungspflichtig.

PORPHYRIEN (10.1.1)

Porphyrien beruhen auf einer enzymatischen Störung der Porphyrin-Biosynthese in Knochenmark (erythropoetische Porphyrien) oder Leber (hepatische Porphyrien).

Erythropoetische Porphyrien	- Erythropoetische Protoporphyrie - Erythropoetische Porphyrie
Hepatische Porphyrien	- Porphyria cutanea tarda - Porphyria variegata - Hereditäre Koproporphyrie - Akute intermittierende Porphyrie

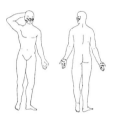

ERYTHROPOETISCHE PROTOPORPHYRIE (10.1.1)
(Protoporphyrinämische Lichtdermatose)

♂♀

Erhöhter Porphyringehalt in den Erythrozyten und Erythrozytenvorstufen aufgrund eines autosomal-dominant vererbten Enzymdefektes.

Hautsymptomatik	▶ Unmittelbar nach Sonneneinwirkung entwickeln sich Erythem und stark juckende Quaddeln. Häufig treten Petechien hinzu.
	Abklingen der Erscheinungen nach 12 - 24 Stunden.
	Bei wiederholten Sonnenexpositionen verstärken sich die Symptome, was häufig Verdickungen der Haut und flächige Narben zur Folge hat.
Diagnostische Maßnahmen	Erythrozytenfluoreszenztest (rot-fluoreszierende Erythrozyten)
	Bestimmung der Protoporphyrinkonzentration (erhöht und Erythrozyten und Stuhl, <u>normal im Urin)</u>
Therapie	- Meiden von intensiver Belichtung - Anwendung von Lichtschutzsalben
	Durch ß-Carotine kann evtl. eine bessere Lichtverträglichkeit erzielt werden.

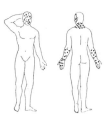

PORPHYRIA CUTANEA TARDA (10.1.1)
(Bullöse Lichtdermatose)
Hepatisch e Porphyrie
♂♀

Überwiegend erkranken Männer zwischen 40 und 60 Jahren.

► Es handelt sich um eine autosomal-dominant erbliche Störung
der Porphyrin-Synthese mit variabler Penetranz, die meist
► erst durch Alkohol, aber auch durch Hormone, Arzneimittel,
Chemikalien und Tumore (Hepatome) manifest wird.

Hautsymptomatik   Die Patienten klagen meist über eine er-
                     ► höhte Verletzlichkeit der Haut. Nach Licht-
                       exposition erscheinen Bläschen und Blasen
                       mit serös-hämorrhagischem Inhalt auf wenig
                       geröteter Umgebung, bei deren Einreißen
                       tiefe Erosionen und Ulzerationen entstehen.
                       Lichenifikation besonders am Handrücken.

                     ► Außerdem temporale und zygomatische Hyper-
                       trichose

                     ► Abheilung unter Hyperpigmentierung, Bildung
                       von postbullösen Milien und Narben

Diagnostische   Im Serum sind GOT, GPT, Serumeisen und
Maßnahmen   Transferrin erhöht.

                     ► Im Urin vermehrte Ausscheidung von Uro-
                       porphyrin, gelegentlich auch von Kopro-
                       porphyrin. Der Harn ist meist dunkelrot
                       und zeigt im Wood-Licht Rot-Fluoreszenz.

Therapie   - Aderlaß-Therapie (ungeklärte Wirkweise)
                       - Chloroquin (Resochin[R])
                       - Alkalisierung des Urins mit Natrium-
                         bikarbonat oder Uralyt U[R]

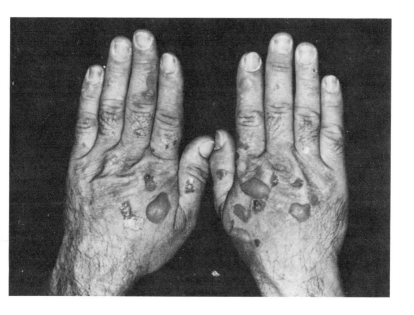

HAUTVERÄNDERUNGEN BEI DIABETES MELLITUS (10.1.2)

Die folgenden Dermatosen treten bei bestehendem Diabetes
mellitus gehäuft auf bzw. werden dadurch begünstigt

▶- Pyodermien und Mykosen
▶- Xanthoma diabeticorum
 - Xanthosis diabetica
 - Rubeosis diabetica
▶- Necrobiosis lipoidica
 - Ulzera cruris
 - diabetische Gangrän
 - Pruritus sine materia

Ferner können als folge der Therapie (Insulin, Sulfonylharn-
stoffe) allergische Hauterscheinungen entstehen.

PYODERMIEN UND MYKOSEN

werden durch Kratzeffekte infolge des Juckreizes bei Diabetes
mellitus (evtl. auch durch den hohen Zuckergehalt der Haut)
begünstigt, hervorgerufen durch

 - Staphylokokken (Follikulitiden, Furunkulose, Abszesse)
 - Streptokokken (seltener) (Phlegmonen, Erysipel, Paronychien)
▶- Candida albicans (Soorintertrigo, Soorkolpitis und -balaniti

XANTHOMA DIABETICORUM

Gelbliche Knoten als Folge der Cholesterinansammlung in den
Hautzellen (siehe auch 10.1.3)

XANTHOSIS DIABETICA

Gelbfärbung der Haut als Symptom eines ungenügenden Abbaus
und Speicherung von Carotin-haltigen Nahrungsmitteln.

RUBEOSIS DIABETICA

Rötung des Gesichts als Folge der Gefäßdilatation.

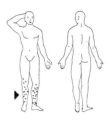

NECROBIOSIS LIPOIDICA (10.1.2)

♀♂

▶Oft geht sie dem Diabetes jahrelang voraus, und in 50 % der
Fälle tritt sie in Kombination mit Diabetes mellitus auf.

Aufgrund entzündlicher Gefäßveränderungen kommt es zu nekro-
biotischen Kollagenveränderungen, meist an der Schienbein-
gegend, auf denen sich bei normalen Blutlipidwerten erbsgroße,
hautfarbene Lipid-Papeln entwickeln.

Im weiteren Verlauf entstehen flächenhafte Infiltrate mit er-
habenem,rötlich-lividem Rand und weißlich-sklerotischem Zentrum, das von Teleangiektasien durchsetzt ist. Gelegentlich
sieht man Ulzerationen, die unter depigmentierten Hautatrophien und Narbenbildung abheilen.

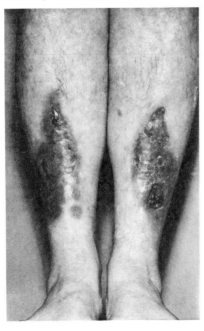

HAUTVERÄNDERUNGEN BEI LIPIDSTOFFWECHSELSTÖRUNGEN (10.1.3)

Bei erhöhten Blutfettwerten, insbesondere Cholesterin, kommt
es zur Einlagerung von Lipiden in die Unterhaut, die sich als
weiche, gelbliche, mehr oder weniger gewölbte Knötchen bemerkbar machen. Xanthome sind jedoch nicht obligatorisch an hohe
Blutfettwerte gebunden, sondern kommen auch sekundär bei verschiedenen anderen Erkrankungen (Nephrosen, Myxödem) vor.

Man unterscheidet folgende Arten

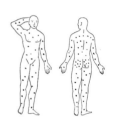

1. PAPULÖSE XANTHOME

   Exanthemisches Auftreten gelblicher,
   senfkorngroßer bis erbsgroßer Knötchen.

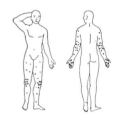

2. TUBERÖSE XANTHOME

   Derbe, gelbliche Knoten, die die Größe
   einer Tomate erreichen können.

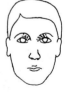

3. PLANE XANTHOME
   (Xanthelasmen)
   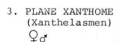

   Linsen- bis münzgroße, hautfarbene, flächig weiche Papeln
   mit glatter oder leicht gefurchter Oberfläche, meist sym-
   metrisches Auftreten an den medialen Abschnitten der Ober-
   lider.

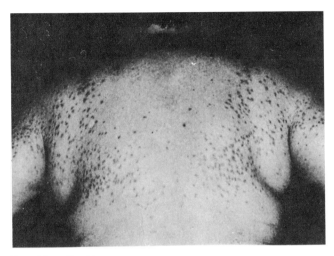

Papulöse Xanthome

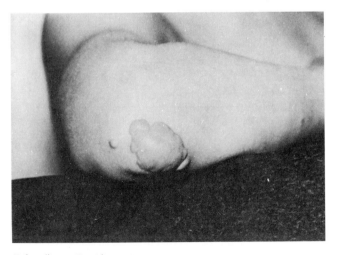

Tuberöses Xanthom

PARANEOPLASTISCHE SYNDROME (10.1.4)

Als paraneoplastische Syndrome bezeichnet man Hauterscheinungen
unterschiedlichen Charakters als Ausdruck eines Malignoms der
Haut oder anderer Organe. Es kann angenommen werden, daß Stoffwechselprodukte maligner Tumoren die Krankheiten auslösen. Nach
Beseitigung der Neoplasmen werden oftmals völlige Heilungen beobachtet.

Beispiele neoplastischer Syndrome sind

- DERMATOMYOSITIS (siehe 8.1.3)
- ACANTHOSIS NIGRICANS

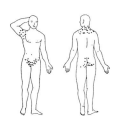

ACANTHOSIS NIGRICANS (10.1.4)

Symmetrisch angeordnete, unscharf begrenzte, schwärzliche
Verfärbungen der Haut mit papillomatöser und hyperkeratotischer
Oberfläche.

Abgesehen von einer benignen juvenilen Verlaufsform weisen
Erwachsene in bis zu 100 % der Fälle einen malignen Tumor auf.

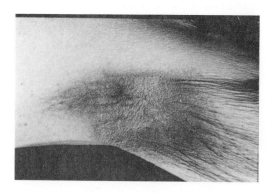

HAUTVERÄNDERUNGEN BEI ERKRANKUNGEN DER SCHILDDRÜSE (10.1.5)

Hypothyreose	Blasse, trockene, schilfrige und kühle Haut
Myxödem	Pastöse Beschaffenheit der Haut aufgrund der Ansammlung von Mucopolysacchariden mit Lidschwellungen und Lymphödem im Gesicht
Hyperthyreose	▶ Heiße, feuchte und gut durchblutete Haut, Hyperhidrosis, diffuse Alopezie.

HAUTVERÄNDERUNGEN BEI ERKRANKUNGEN DER LEBER (10.1.5)

Hautverfärbungen	Gelbfärbung (Ikterus) von Haut und Skleren diffuse Pigmentierungen
Gefäßveränderungen	Petechiale Blutungen (Purpura) arterielle Gefäßspinnen (Spider naevi) Palmar- und Plantarerythem Weißfleckung der Haut Varizen
Haare und Nägel	Ausfall der Achselhaare als Folge des gestörten Östrogenabbaus ｜ _Genitalbehaarung wie ♀_ Uhrglasnägel Trommelschlegelfinger
Mundschleimhaut	Schiefergraue Blutungen (Melanodermie biliare) Rhagadenbildung Blutungen infolge hämorrhagischer Diathese
Zunge	Glatt und rot vertikale und horizontale Kerbenzeichnung erweiterte und prallgefüllte Venen auf der Zungenrückseite
Lippen	Entzündet und schuppend (Cheilosis)

HAUTVERÄNDERUNGEN BEI ERKRANKUNGEN DER NEBENNIEREN (10.1.5)

Morbus Cushing	Striae Spontanhämatome marmorierte Extremitäten Hyperpigmentierungen Hirsutismus Akne Knöchelödeme
Morbus Addison	Hyperpigmentierungen, auch der Schleimhäute

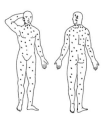

MASERN (11.1)
(Morbilli)

Akute Virusinfektion (Masern-Virus) mit katarrhalischen
Symptomen und grobfleckigem Exanthem, bevorzugt sind Kleinkinder betroffen.

Inkubationszeit   9 - 12 Tage

Symptomatik   Beginn mit leichtem oder mäßigem Fieber,
Schleimhautkatarrh (Tracheobronchitis,
Rhinitis, Konjunktivitis, Pharyngitis)
und fleckigem Enanthem der Mundhöhle,
besonders an hartem und weichem Gaumen.

Am 3. Krankheitstag Auftreten der charakteristischen Koplikschen Flecke auf der
Wangenschleimhaut. Es handelt sich hierbei
um kalkspritzerartig aggregierte, von
einem roten Hof umgebene, oberflächliche
Epithelnekrosen, die nach 3 Tagen wieder
abklingen.

Ab dem 3. oder 4. Krankheitstag hohes
Fieber, schweres Krankheitsgefühl und
Exanthemausbruch.

Es entstehen zunächst blaßrote, rund-ovale
3 - 6 mm große, leicht erhabene Flecke, die
später dunkelrot werden und konfluieren.

Das Masernexanthem beginnt hinter den
Ohren und greift dann auf Hals, Rumpf
und Extremitäten über. Am 8. und 9. Krankheitstag blaßt es unter Hinterlassung einer
kleieförmigen Schuppung ab.

DD   Scharlach, Röteln, Syphilis II,
toxische und allergische Exantheme

RÖTELN (11.1)
(Rubeola)

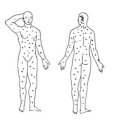

Akute Viruserkrankung (Rötelnvirus) mit geringer, oft fehlender Allgemeinsymptomatik, schmerzhafter Lymphknotenschwellung
an Nacken und Hals und masern- oder scharlachartigem Exanthem,
vorwiegend sind Schulkinder und jugendliche Erwachsene betroffen.

Inkubationszeit   14 - 21 Tage

Symptomatik   Nach einem 1 - 2tägigem Prodromalstadium,
                     das mit leichtem Fieber, Pharyngitis oder
                     Rhinitis einhergehen kann, entwickelt sich
                     ein makulo-papulöses Exanthem von hellroter
                     Farbe, das retroauriculär beginnt und auf
                     Rumpf und Extremitäten übergreift.

                     Innerhalb von 2 Tagen verschwindet das
                     Röteln-Exanthem wieder unter Hinterlassung
                     einer leichten Schupung.

                     Gelegentlich finden sich Petechien am
                     Gaumen.

DD   Masern, Scharlach, Syphilis II,
                     allergische und toxische Exantheme

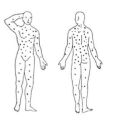

EXANTHEMA SUBITUM (11.1)
(Drei-Tage-Fieber)
(Roseola infantilis)

Akute Virusinfektion mit 3 - 4tägigem, hohen Fieber und klein-
fleckigem Erythem; Auftreten meist bei Kindern bis zu 2 Jahren

Symptomatik   Nach kritischem Abfall eines intensiven
                           Fieberanstiegs bei wenig gestörtem Allge-
                           meinbefinden, kommt es nach 3 - 4 Tagen
                           zu einem kaum erhabenen, blaßroten, makulo-
                           papulösen Exanthem, das auch als 'Morgen-
                           röte der Genesung' bezeichnet wird und nach
                           3 Tagen wieder verblaßt.

                           Geringe neurologische Begleiterscheinungen
                           wie Berührungsempfindlichkeit können vor-
                           handen sein.

                         ▸ Als Komplikation treten in manchen Fällen
                           Krampfanfälle auf.

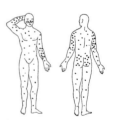

ERYTHEMA INFECTIOSUM (11.1)
(5. Krankheit)
(Roseola aestiva)
(Ringelröteln)
(Megalerythem)

Wahrscheinlich Virusinfektion, die bevorzugt Klein- und Schulkinder betrifft.

Symptomatik   Am Anfang schmetterlingsförmiges, livides
                           Erythem des Nasen-Wangen-Bereichs und
                           Bläschenbildung perioral.

                           Nach 1 - 2 Tagen entwickelt sich an Ex-
                           tremitäten und Rumpf ein makulo-papulöses
                           Exanthem mit typischen girlandenartigen
                           Formen. Kein Fieber, keine Allgemeinsympto-
                           matik. Abheilen nach 1 - 8 Tagen.

DD   Erythema exsudativum multiforme

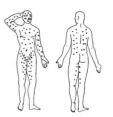

SCHARLACH (11.1)
(Scarlatina)

Akute Streptokokkeninfektion der Tonsillen und des Pharynx mit
toxischem Hautexanthem; betroffen sind vorwiegend Kinder zwischen 4 und 12 Jahren.

Inkubationszeit	2 - 4 Tage
Symptomatik	Plötzlicher Beginn mit hohem Fieber, starker Pulsbeschleunigung und Erbrechen.
Schleimhaut	Charakteristische Angina follicularis oder lacunaris und Enanthem des weichen Gaumens: flammende Rötung mit evtl. Petechien, scharfe Abgrenzung nach dem harten Gaumen.

Die Zunge ist zunächst weißlich belegt, verliert aber nach 2 - 3 Tagen ihren Belag und
erscheint als rote Himbeerzunge mit stark
geschwollenen Papillen.

Die Halslymphknoten sind schmerzhaft ge-
schwollen.

Haut
Nach 1 - 3 Tagen tritt ein feinfleckiges
Exanthem mit dichtstehenden, stecknadel-
kopfgroßen, hämorrhagischen Papeln auf,
das am Brustkorb beginnt, rasch auf den
gesamten Rumpf und die Extremitäten über-
greift und nach ca. 2 Tagen wieder abklingt.

Im Gesicht starke Rötung der Wangen und
periorale Blässe.

Ab Ende der ersten Woche beginnt eine kleie-
förmige Schuppung im Gesicht, danach groß-
lamellöse Schuppung am ganzen Körper, die
längere Zeit anhalten kann.

DD
Röteln
Masern
Coxsackie-A- und ECHO-Virus-Infektionen
Anaphylaktoide Purpura
Arzneimittelexantheme

Auch Abgrenzung gegenüber Anginen anderer
Ätiologie.

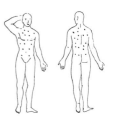

INFEKTIÖSE MONONUKLEOSE (11.1)
(Pfeiffersches Drüsenfieber)

Akute oder subakute Virusinfektion (Epstein-Barr-Virus) mit
pseudo-membranöser Tonsillitis und generalisierter Lymphknotenschwellung.

Symptomatik	Mäßiges Fieber und <u>obligate Tonsillitis</u>, die mit einfach Rötung und Schwellung, aber auch mit grau-weißen, diphtherieähnlichen Belägen oder Ulzerationen einhergehen kann; außerdem petechiales Enanthem am harten Gaumen.
	In etwa 3 - 15 % der Fälle findet sich ein Scharlach-, Röteln- oder Masern-ähnliches Exanthem.
DD	Rachendiphtherie, Streptokokkenangina, Angina-Plaut-Vincenti, Röteln, Soor

ECHO-VIRUS-INFEKTIONEN (11.1)

Symptomatik	In der überwiegenden Zahl der Fälle in-apparenter Verlauf.
	Manchmal kommt es zu uncharakteristischen fieberhaften Erscheinungen und myalgischen Beschwerden, die wochenlang anhalten kön-nen. Häufig bei Kleinkindern findet sich in diesem Zusammenhang ein papulo-makulöses Exanthem.
DD	Röteln

COXSACKIE-VIRUS-INFEKTIONEN (11.1)

Symptomatik   Die klinischen Manifestationen durch Viren
der Coxsackie-Gruppe sind nicht einheitlich.
Die folgenden Erkrankungen gehen mit en-
oder exanthemischen Erscheinungen einher:

1. HERPANGINA

   Fieberhafte Rachenentzündung mit papulo-
   ▶ vesikulösen Effloreszenzen am weichen
   Gaumen.

   DD: Stomatitis herpetica

2. EXANTHEME DES BOSTON-TYPS

   Generalisierte, makulo-papulöse Exantheme

3. HAND-FUSS-MUND-EXANTHEM
   (Hand, foot and mouth disease)

   Rundliche, scharf begrenzte, von rötlichem Saum umgebene Bläschen an Hand-
   innenfläche und Fingern, Fußsohle und
   Mundschleimhaut, die intraepithelial
   liegen und mit klarer, seröser Flüssigkeit gefüllt sind. Rückbildung nach
   wenigen Tagen ohne Juckreiz und Erosion.

   In manchen Fällen auch geringes Fieber,
   Abgeschlagenheit, Kopfschmerzen, Schluckbeschwerden, leichter Durchfall.

   DD: habituelle Aphthen, Herpes-Infektionen

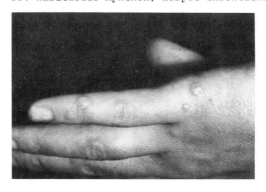

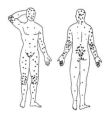

PSORIASIS VULGARIS (11.2)
(Schuppenflechte)

Häufigkeit der Erkrankung für einzelne Bevölkerungsgruppen zwischen 0,2 und 6 %.
▶Erstmanifestation zwischen dem 15. und 30. Lebensjahr.

Bedeutung
von
Erbfaktoren
und
Provokations-
faktoren

Die Psoriasis wird einfach autosomal-
▶ dominant vererbt mit einer Penetranz von
etwa 60 %, und zwar wird nicht die mani-
feste Erkrankung vererbt, sondern die
Bereitschaft, durch bestimmte äußere und
innere Reize psoriatisch zu reagieren.

Folgende Provokationsfaktoren können bei
bestehender psoriatischer Anlage das Auftreten von psoriatischen Einzelherden oder
Krankheitsschüben auslösen

- Infekte (Grippe, Angina)
- hormonelle Faktoren
- klimatische Reize
- Traumen
- psychische Belastung (Streß)

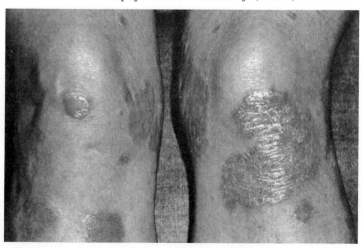

Original-Farbabbildung siehe Anhang Abb. 3

▶Köbner-Phänomen: Wird die Haut eines Pso-
riatikers in der Phase eines akuten Erup-
tionsschubes gereizt (z. B. durch Kratzen),
entsteht auf dem Boden dieser Epithelläsion
ein neuer psoriatischer Herd. Diesen 'iso-
morphen Reizeffekt' findet man auch bei
Lichen ruber und Pemphigus.

Hautsymptomatik   Als typische Primäreffloreszenz findet sich
ein scharf begrenzter, hyperämischer Fleck,
der von einer wechselnd starken, silbrig
weißen Schuppenauflagerung bedeckt ist
('erythemato-squamöse Effloreszenz').

▶Kerzenfleckphänomen: Bei vorsichtigem Kratzen lösen sich silbrig weiße, lamellöse
Schüppchen ab, etwa wie von einem erstarr-
ten Kerzentropfen.

▶Phänomen des letzten Häutchens: Fährt man
mit dem Kratzen fort, so kann eine feucht
glänzende, dünne Epithelschicht freigelegt
werden.

▶Tautropfenphänomen (Auspitz-Phänomen): Wird
diese Epithelschicht auch noch abgehoben,
so kommt es zu mehreren punktförmigen Blut-
austritten (sog. blutiger Tau) aufgrund
einer Läsion der in die Papillenspitzen
hinauslaufenden Kapillaren.

Die Psoriasisläsionen können sich zentri-
fugal ausdehnen (Psoriasis nummularis,
Psoriasis en plaques), können konfluieren
(Psoriasis geographica), zentral abheilen
(Psoriasis anularis) oder sich überschnei-
den (Psoriasis serpingiosa). Daneben findet
man alle möglichen Kombinationen und Über-
gänge zwischen den einzelnen Formen.

Die Schleimhäute sind außer der Glans penis
fast nie betroffen.

Histologie   ▶Para-, Hyper- sowie ausgeprägte Akanthose,
kleine Leukozytenansammlungen zwischen Stratum
spinosum und corneum (Munrosche Mikroabszesse).

Akute
Psoriasis   Bei akuten Schüben findet man häufig kleine
punktförmige (Psoriasis punctata) oder
tropfenförmige Läsionen (Psoriasis guttata)
ohne typische Prädilektionen, oft mit Juckreiz verbunden.

Chronische
Psoriasis   Die chronisch stationäre Form der Psoriasis
ist durch stärker infiltrierte, schuppende
Herde charakterisiert, die sich an den so-
genannten Prädilektionsstellen in geringer
Zahl finden.

Sonderformen   ♂♀ PSORIASIS ARTHROPATHICA
                     (Arthropathia psoriatica)

▶ Bei 1 - 5 % der Fälle tritt eine sero-
negative Gelenkerkrankung mit Osteoporosen
und Weichteilschwellungen auf, wobei die
▶ Endgelenke von Fingern und Zehen, das Inter-
phalangealgelenk des Daumens, die Kreuz-
darmbein und Wirbelgelenke bevorzugt betroffen sind. Die Hauterscheinungen der
Psoriasis können entweder vorausgehen oder
folgen.

PSORIATISCHE ERYTHRODERMIE

Schwerste Form der Psoriasis, Auftreten in
1 - 2 % der Fälle.

Das gesamte Integument ist gerötet und unterschiedlich stark schuppend. Schlechter
Allgemeinzustand, bakterielle Sekundärinfektionen können zum Exitus führen.

PSORIASIS PUSTULOSA (selten)

Aufschießen kleiner, weißlich-gelber, intra-
epithelialer Pusteln und Makroabszesse im
Bereich psoriatischer Herde, insbesondere
an Palmae und Plantae, starke Neigung zu
Blasenbildung und Konfluenz, auch Befall
der Mundhöhle. Beim Abheilen bilden sich
Schuppenkränze.

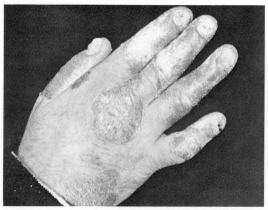

Psoriasis arthropathica

Therapie

- Beseitigung der Schuppen mit Schwefel-
  oder Salicylsäure-Vaseline.

- Lokale Behandlung der Psoriasisläsionen
  mit Teerpräparaten (Cignolin), wobei
  starke Hautreizungen und u. U. eine psoriatische Erythrodermie (siehe auch 11.3)
  auftreten kann.

▶- Lokale oder systemische Verabreichung von
  8-Methoxypsoralen (Melandinine) und anschließende UV-A-Bestrahlung (black light),
  dadurch Mitosehemmung und Pigmentierungs-
  förderung. Die Behandlungsmethode (PUVA-
  Therapie) ist relativ neu; 60 - 90 % der
  Psoriasisschübe sollen innerhalb einiger
  Wochen abgeklungen sein.

- Unterspritzung einzelner Herde mit einer
  Kristallsuspension fluorierter Kortikosteroide.

▶ - In schweren Fällen systemische Anwendung
  von Kortikosteroiden und Zytostatika
  (Methotrexate), die die erhöhte Zell-
  teilung im Stratum germinativum bremsen
  und dadurch Akanthose und Parakeratose
▶ normalisieren.

Zur Unterstützung der Therapie fettarme Diät
mit relativ hohem Gehalt an ungesättigten
Fettsäuren. Außerdem mögliche Reizmomente
beseitigen (Abschirmung vor Streß!).

Günstige Auswirkungen haben auch Klimakuren
(Schwarzes Meer, italienische Adria) und
▶ Sonnenbäder, wobei bei ca. 10 % der Patienten Verschlechterung durch Sonneneinwirkung
im Ausbruchsstadium beobachtet wird.

Prognose
und
Bedeutung

Es werden gute Behandlungserfolge erzielt,
jedoch ist die Krankheit nicht ausheilbar,
und der Patient muß im Lauf seines Lebens
mit immer neuen Schüben rechnen. In der
Mehrzahl der Fälle erreicht der einzelne
Schub einen Höhepunkt, wonach keine frischen
Herde mehr aufschießen, und klingt allmählich nach einigen Wochen unter Hinterlassung
▶ pigmentarmer Flecke (Leucoderma psoriaticum)
wieder ab. Eine wesentliche Beeinträchtigung
des Allgemeinzustandes ist nur in schweren
Fällen zu erwarten. Jedoch ist die psychische Belastung erheblich.

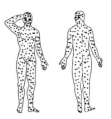

ERYTHRODERMIEN (11.3)
(Dermatitis exfoliativa)

Definition des klinischen Begriffes	Unter 'Erythrodermie' versteht man eine über das ganze Integument sich erstreckende Rötung der Haut mit unterschiedlich ausgeprägter Schuppung, Exsudation und Infiltration infolge Zusammenfließens von Einzeleffloreszenzen.

Daneben besteht Juckreiz, Spannungsgefühl und häufig Fieber.

Bei längerem Bestand tritt anstelle der Entzündung eine Pigmentierung in den Vordergrund (Melano-Erythrodermie).

Möglichkeiten der Entstehung	Neben idiopathischen Formen ohne erkennbare Ursache (z. B. Dermatitis generalisata WILSON-BROCQ) können Erythrodermien

- angeboren sein:
  Erythrodermia ichthyosiformis congenitalis

- eine toxisch-allergische Arzneimittelreaktion, oft in Zusammenhang mit einem Infekt, darstellen

- ein malignes Geschehen ausdrücken:
  Erythrodermien bei Retikulosen, Lymphadenosen, Myelosen, Mycosis fungoides

- die Maximalvariante einer Dermatose bilden
  Erythrodermien bei

  • Psoriasis
    (psoriatische Erythrodermie)
  • Ekzemen
    (Erythrodermia posteccematosa)
  • endogenem Ekzem
    (Erythrodermia atopica HILL)
  • Seborrhoe
    (Erythrodermia desquamativa LEINER)
  • Impetigo contagiosa
    (Morbus RITTER von RITTERSHAIN) Lyell-Syndrom
  • Pemphigus vulgaris
  • Lichen ruber
  • Pityriasis rubra

Man unterscheidet ferner primäre Erythrodermien, die auf vorher unveränderter Haut entstehen, und sekundäre Erythrodermien als Komplikation bereits vorhandener Dermatosen, wobei Erythrodermien bei Psoriasis und Ekzemen oft Ausdruck einer falschen Lokalbehandlung sind.

Patho-
physiologische
Aspekte

- Vermehrte Abgabe von Wärme
  (Patient friert)

- Vermehrte Abgabe von Wasser aufgrund der starken Exsudation
  (Gefahr der Dehydratation)

- Vermehrte Abgabe von Eiweiß infolge der Schuppung
  (Hypalbuminämie)

Die Folgen sind schlechter Allgemeinzustand, Eiweißmangelödeme, gestörtes Nagel- und Haarwachstum.

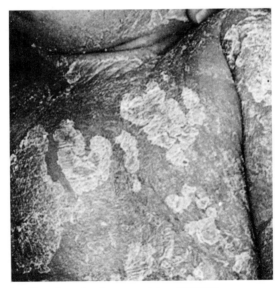

Erythrodermia desquamativa LEINER

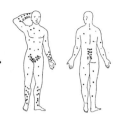

LICHEN RUBER PLANUS (12.1.1)
(Knötchenflechte)
(Juckflechte)

♂♀

Symptomatik

Bei dieser ungeklärten, chronischen Dermatose finden sich disseminiert oder
gruppiert angeordnete stecknadelkopfgroße
bis linsengroße, polygonale, derbe Papeln
von zunächst hellroter, später blau-braun-
roter Farbe, die konfluieren können. Auf
der wachsartig glänzenden Oberfläche sieht
man eine weißliche, netzartig Streifung
▶ (Wickhamsches Phänomen).

▶ Es besteht quälender Juckreiz!

▶ Das Lichen ruber planus zeigt den iso-
morphen Reizeffekt (Köbner-Phänomen):
nach Verletzung unveränderter Haut entstehen neue Lichen-Papeln.

Schleimhaut-
manifestation

▶ Gleichzeitiger oder isolierter Schleimhautbefall ist möglich. Die für die Hautsymptomatik charakteristische Papelbildung kommt
hier weniger zum Vorschein. Es finden sich
jedoch die feinen weißlichen Netzstreifungen
(Wickhamsches Phänomen) an Gingiva, Zunge
und Wangenschleimhaut. Auch Lippen, Präpu-
tium, Vulva und Vagina können ähnliche Veränderungen aufweisen.

Das Zentrum der Herde kann etwas eingesun-
ken sein, und kleine Gefäße können durchschimmern.

Allmählich kommt es zu Verdickung und Verhornung des Schleimhautepithels, auf dem
sich im Laufe der Jahre spinozelluläre
Karzinome entwickeln können.

Verlauf

Schleichender Beginn, Rückbildung über
Monate und Jahre, häufig Rezidive.

Die Krankheit ist schlecht therapierbar.
Maligne Entartung ist möglich.

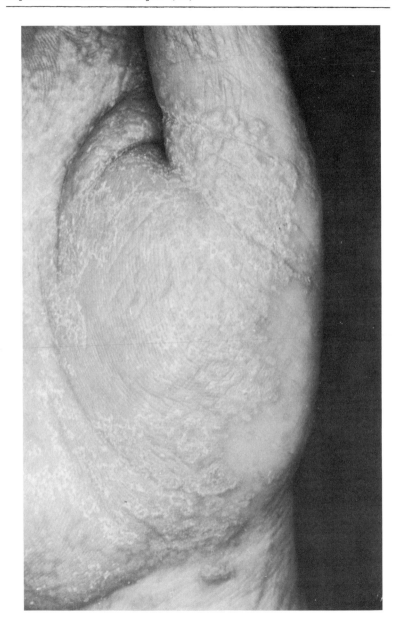

PRURIGO-ERKRANKUNGEN (12.1.2)
(juckende Dermatosen)

Unter Prurigo faßt man eine Gruppe ätiologisch nicht einheit-
licher Dermatosen zusammen, meist auf allergischen Vorgängen
kutan-vaskulärer Art beruhend.

Die Primäreffloreszenz ist eine von einem urtikariellen Hof
umgebene Papel mit einer Bläschenkuppe, die meist aufgrund
eines extrem starken Juckreizes zerkratzt wird, so daß zusätzliche Erosionen und Krusten das klinische Bild beherrschen

Ätiologisch unterscheidet man

- idiopathische Formen

- symptomatische Formen bei   Epizootien
                              (Fluginsekten, Flöhe, Würmer)

                            ▶ Stoffwechselerkrankungen
                              (Diabetes mellitus, Urämie)

                              Erkrankungen innerer Organe
                              (Magen-Darm, Hepatopathien)

                            ▶ malignen Erkrankungen
                              (M. Hodgkin, Retikulosen)

                              hormonelle Einflüsse
                              (Dysfunktion der weiblichen
                              Sexualorgane, Schwangerschaft:
                              Prurigo gestationis)

                              Hauterkrankungen
                              (Ekzeme, Urtikarien, Lichen ruber
                              planus, Mykosis fungoides u. a.)

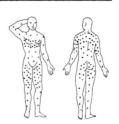

URTICARIA PAPULOSA ET CHRONICA (12.1.2)
(Strophulus adultorum)
(Prurigo simplex subacuta)
(Prurigo simplex chronica)
(Lichen urticatus)

Krankheitsbild	Zur Prurigus-Gruppe gehörende Erkrankung im fortgeschrittenen Erwachsenenalter (50 - 70)
	Linsengroße, urtikarielle Papeln mit stecknadelkopfgroßem Bläschen, häufig aufgrund des starken Juckreizes zerkratzt und mit hämorrhagischem Schorf bedeckt.
	Abheilung unter atrophischer Fleckenbildung mit hyperpigmentiertem Hof.
Subjektive Beschwerden	Quälender Juckreiz! Sobald die Papel zerkratzt ist, hört der Juckreiz auf.
Verlauf	Chronisch, oft über Jahre.
Therapie	lokal: Teerpräparate, Kortikosteroide
	intern: Antihistaminika, Sedativa, in schweren Fällen Kortikosteroide

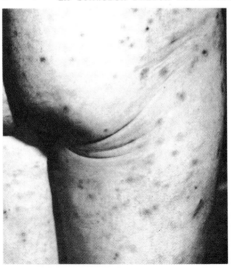

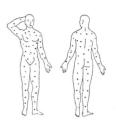

STROPHULUS INFANTUM (12.1.2)
(Urticaria papulosa infantum)
(Prurigo simplex acuta)

Krankheitsbild   Zur Prurigus-Gruppe gehörende Erkrankung
                          im Kindesalter.

                          Stecknadelkopfgroße bis linsengroße, urti-
                          karielle Papeln mit fakultativer zentraler
                          Bläschenbildung (Seropapel), die oft nach
                          Stunden den urtikariellen roten Hof verlie-
                          ren und durch zellige Infiltration in harte
                          Papeln übergehen.

                          Nach Abheilung bleiben depigmentierte oder
                          hyperpigmentierte Flecke zurück.

Subjektive   Quälender Juckreiz. Die Papeln werden zer-
Beschwerden   kratzt, und es kommt häufig zu Sekundär-
                          infektionen (Pyodermien, Impetigo).

Verlauf   Chronischer Verlauf in Schüben.

Therapie   - Trockenpinselungen der Läsionen unter
                            Zusatz von Antibiotika
                          - systemische Anwendung von Antihistaminika
                            gegen den Juckreiz
                          - Hygiene des Kindes und seiner Umgebung

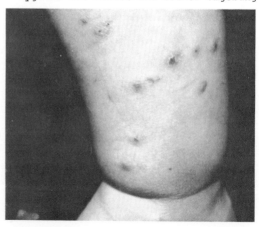

ROSACEA (12.1.3)

und

PERIORALE DERMATITIS (12.1.3)
(Rosazea-artige Dermatitis)

Klinisches
Bild

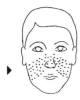

ROSACEA ♀♂

Teleangiektatisches, livides Erythem auf
seborrhoischer Grundlage mit hellroten
Papeln und Pusteln; bei Temperaturwechsel
oder Emotionen Verstärkung. Durch zunehmende Infiltration hypertrophiert die Haut
der betroffenen Areale, und es entstehen
rote Knötchen und nicht follikulär gebun-
dene Pusteln.

▶Als Komplikationen können Blepharitis,
Konjunktivitis, Keratitis und Iritis auftreten.

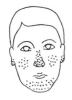

RHINOPHYM ♂♀

Fast ausschließlich beim Mann kommt in
diesem Zusammenhang - aber auch isoliert
ohne andere Symptome der Rosacea - eine
▶Wucherung der Talgdrüsen, besonders an
der Nase (Knollennase), aber auch an Wangen,
Kinn und Ohrläppchen.

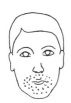

PERIORALE DERMATITIS ♀♂

Rosazea-artige Effloreszenzen, jedoch keine
echten Eiterbläschen, sondern im Gegensatz
zur Rosazea Pseudopusteln an Kinn und peri-
oral, gelegentlich auf leicht schuppendem
Erythem. Auch hier sind vorwiegend - wie bei
der Rosazea - Frauen ab dem 25. Lebensjahr
betroffen. Die Ätiologie ist ungeklärt.

Stewardess Krankheit, Subazidität d. Magens

Therapie

Ichthyol- und Schwefelpasten lokal
▶Tetrazykline systemisch

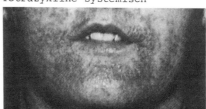

SARKOIDOSE (13.1.1)
(Boecksches Sarkoid)
(Morbus Besnier-Boeck-Schaumann)
(Lymphogranulomatosis benigna)
(Hutchinsonsche Erkrankung)
(Sklerosierende Miliartuberkulose)
(Miliarlupoid Boeck)
(Pseudotuberculosis granulomatosa)

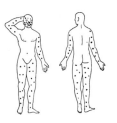

Es handelt sich um eine granulomatöse Systemerkrankung unbekannter Ätiologie, die praktisch jedes Organ befallen kann.
Charakteristisch ist das Auftreten nicht verkäsender Epitheloid-
zelltuberkel in allen betroffenen Organen.

Man kann klinisch eine akute (etwa 1/3 der Fälle) von einer
chronischen Verlaufsform abgrenzen. Bei der akuten Sarkoidose
finden sich in 11 - 25 % der Fälle ein Erythema nodosum (19.1.2)
und in 6 - 18 % der Fälle mehr oder weniger fieberhafte Gelenkbeschwerden.

Sonderformen   ▶ LÖFGREN-SYNDROM
                      - bihiliäre Adenopathie
                      - Gelenkschmerzen
                      - Erythema nodosum

                      HERFORDT-SYNDROM
                      - Konjunktivitis und Iridozyklitis
                      - Tränendrüsenbefall
                      - doppelseitige Parotisschwellung
                      - ZNS- und Hautbeteiligung

                      ANGIOLUPOID BROCQ-PAUTRIER
                      - Hautbeteiligung der kleinknotigen Form
                      - Teleangiektasien (angiomartiger Aspekt)

                      LUPUS PERNIO
                      Rotviolette flächenhafte Infiltrationen
                      der Nase und Wangen

Hautsymptomatik   In 5 - 40 % der Fälle führt die Sarkoidose
                      zu Hauterscheinungen.

                      Kleinknotige Form: stecknadelkopf- bis
                      erbsgroße Knötchen, die oft exanthemartig
                      ausgebreitet sind.

                      Großknotige Form: derbe, walnußgroße,
                      bläuliche Knoten

                      Annuläre Form: durch Konfluenz der Herde
                      entstehende ringförmige Erytheme, oft mit
                      mehr flächenhaften als knotigen Infiltraten

                      Plattenförmige Form: Flächenhafte, livide
                      Infiltrate

Herz

Häufigste Manifestationen an anderen Organen	Lunge (in 90 % der Fälle) - interstitielle Fibrose - Husten - Dyspnoe

Lunge (in 90 % der Fälle)
- interstitielle Fibrose
- Husten
- Dyspnoe

Knochen (in 1 - 50 % der Fälle)
- Ostitis cystoides multiplex Jüngling
- zystisch osteolytische Veränderungen
  an den Phalangen, Metacarpalia und
  -tarsalia
- Calcium-Stoffwechselstörungen

Leber (in 75 % der Fälle)
- bioptischer Granulomnachweis
- symptomlose Vergrößerung
- leichte Bilirubinämie

Milz (in 20 - 30 % der Fälle)
- Splenomegalie

Augen (in 5 - 25 % der Fälle)
- Iridozyklitis und Uveitis
- Beteiligung der Tränendrüsen
- Kalkablagerungen in Horn- und Bindehaut
  mit schweren Sehstörungen und Erblindungen

Speicheldrüsen (in 1 - 5 % der Fälle)
- Schwellung

Nervensystem
- Fazialislähmung
- Infiltration der Meningen
- Diabetes insipidus
- zerebrale Anfälle

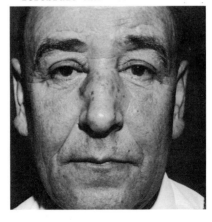

SKLERODERMIE (13.1.2)

Es handelt sich um eine Systemerkrankung unbekannter Ätiologie
bei der es zur Quellung und Degeneration der kollagenen Fasern
ausgehend von den Gefäßen, kommt.

Man unterscheidet

1. SCLERODERMIA CIRCUMSCRIPTA, eine kutane, umschriebene
   Form, die nur auf die Haut beschränkt bleibt, und

2. SCLERODERMIA DIFFUSA SIVE PROGRESSIVA, eine diffuse
   Sklerodermie mit Hautveränderungen und Organmanifestationen

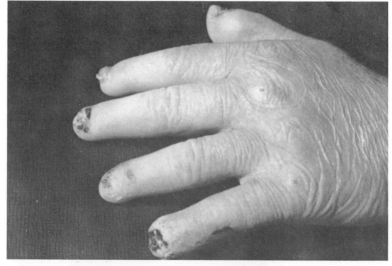

Rattenbißartige Nekrosen bei Sklerodermie

Original-Farbabbildung s. Anhang Abb. 23

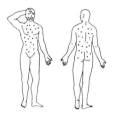

1. SCLERODERMIA CIRCUMSCRIPTA (13.1.2)
   (Umschriebene Darrsucht der Haut)
   (Morphaea)

   ♀♂

Symptomatik   Die charakteristische Primäreffloreszenz
                   ist ein ödematös-teigiges Erythem, in dessen
                   Mitte sich nach Anspannung und Verdickung
                   allmählich eine pergamentartige, skleroti-
                   sche Platte bildet. Übrig bleibt ein lila-
                ▶ farbener Ring (lilac ring) als Resterythem.

                   Es können einzelne oder mehrere Läsionen
                   entstehen. Je nach Form unterscheidet man

                   Sklerodermie en plaques: fleckige Variante
                   mit einem oder mehreren Herden, meist am
                   Stamm lokalisiert.

                   Sklerodermie en bandes: bandförmige
                   Herde, oft im Verlauf eines Nerven.

                ▶ Sklerodermie en coup de sabre: säbelhieb-
                   förmige Veränderungen, meist im Stirnbereich.

Verlauf   Leichter bis schwerer Verlauf. Vorkommen von
                   kleineren Herden, die bald narbenlos abhei-
                   len, aber auch von größeren dermatogenen
                   Kontrakturen.

Prognose   Relativ gut.
                   Spontanheilungen werden beobachtet.

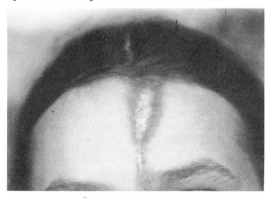

Sklerodermie en coup de sabre

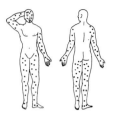

2. SCLERODERMIA DIFFUSA
   SIVE PROGRESSIVA (13.1.2)
   ♀♂

Haut-   Die Erkrankung beginnt meist mit teigig
symptomatik   geschwollener Haut von Extremitäten und
               Gesicht. Im Gegensatz zur zirkumskripten
               Sklerodermie sind nur geringe Erytheme
               vorhanden. Häufig geht ein Morbus Raynaud
           ▶ oder eine Akrozyanose der Erkrankung vor-
               aus.

           ▶ An den Fingerkuppen entstehen durch Nekro-
               biose rattenbißartige Ulzerationen. Die
               Endphalangen verschwinden langsam, so daß
               die Fingernägel sich krallenartig über die
               verkürzten Glieder krümmen. Es besteht
               Neigung zu chronischen Nagelbettentzündun-
               gen und subungualen Blutungen.

               Der Verhärtungsprozeß greift auf Hände
               und Handgelenke über. Die Haut über den
               Gelenken wird glatt und dünn. Die Beweg-
               lichkeit selbst ist durch atypische Poly-
               arthritiden erheblich eingeschränkt. Eine
               Abhebung der Haut in Falten ist nicht mehr
               möglich.

               Infolge der straffen, glatten und gespann-
               ten Haut kommt es zu einem maskenhaften
           ▶ Gesichtsausdruck (Amimie). Die Lippen sind
               verdünnt (Mikrocheilie), der Mund verklei-
               nert (Mikrostomie).

               Außerdem können vorhanden sein

               - sternförmige Teleangiektasien
               - De- und Hyperpigmentierungen
           ▶ - lateraler Augenbrauenausfall

Schleimhaut-   An den Schleimhäuten entwickeln sich unter-
symptomatik   schiedlich große, flächige Sklerosierungen
               und Atrophien.

               Die Zunge ist verkleinert (Mikroglossie)
           ▶ und das Zungenbändchen verdickt und ver-
               kürzt. Die Patienten klagen außerdem über
               Heiserkeit (Befall von Larynx und Pharynx)
           ▶ und Dysphagie infolge Ösophagusstenose.

               Bei Befall von Magen- und Darmschleimhaut
               Malabsorptionssyndrom.

Wichtigste   ▶ Myokard: Das Herz wird in toto entlang den
Organ-   Muskelfasern auseinandergetrieben (lineare
manifestationen   Myokardfibrose) und wird infolge der enor-
men Vergrößerung insuffizient, eine In-
suffizienz, die nicht auf Digitalis, aber
gut auf Kortikosteroide anspricht.

Lunge: Fibrosierung in Form einer kompak-
ten, Lungensklerose und einer zystischen
Lungenfibrose einhergehend mit Dyspnoe
und pulmonaler Hypertension.

Niere: Angiitis der Arteriae radiatae, die
zur sekundären Glomerulosklerose führt.
(Niereninsuffizienz, Urämie, kleine Nieren-
infarkte).

Muskulatur: Myositis und Myatrophie.
Die Kreatininausscheidung liegt im Norm-
bereich.

Knochen: Osteopoikilie (im Röntgenbild
Tüpfelung des Knochens), Melorheostose
(kerzentropfenartige Veränderungen am
Periost im Röntgenbild), Akrosteolyse
(Abschmelzung der Endphalangen), Osteo-
porose.

Gefäße: Arteriitis, Angiitis, Kapillaro-
pathie

Verlauf   Die Krankheit kann mit relativ gering-
gradigen Veränderungen an Händen und
Gesicht über viele Jahre bestehen bleiben,
sie kann aber auch unter allmählicher
Zunahme der Beschwerden und Symptome zu
Siechtum und Tod führen (Rechtsherzver-
sagen, Urämie)

Prognose   Infaust, da wenig wirksame Therapie-
möglichkeiten.

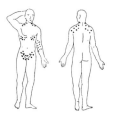

LICHEN SCLEROSUS ET ATROPHICUS (13.1.3)
(Weißfleckenkrankheit)
(White spot disease)

♀♂

Vorwiegend sind Frauen zwischen 45 und 60 Jahren betroffen.

Klinisches Bild	Kleine atrophische, porzellanfarbene Herde mit gering gerötetem Rand und feiner Fältelung, gelegentlich auch follikuläre Hyperkeratosen.
	Die Läsionen können zu unregelmäßigen Flächen konfluieren.
	Nach Traumatisierung unveränderter Haut entwickeln sich neue Läsionen (isomorpher Reizeffekt ≙ Köbner-Phänomen).
	Bei Vorkommen am Genitale spricht man von Kraurosis vulvae bzw. penis (siehe 23.1.2)
Subjektiver Befund	Juckreiz!
Therapie	Meist unbefriedigend! Lokale und systemische Anwendung von Kortikosteroiden. Versuch mit Vitamin A und E.

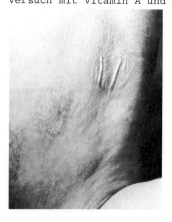

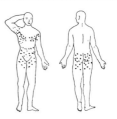

STRIAE CUTIS DISTENSAE (13.1.4)
(Striae cutis atrophicae)

♀♂

Ätiologische   Auftreten meist in der Gravidität und
Faktoren   Pubertät, außerdem bei

- Infektionskrankheiten
- Morbus Cushing
- Kortikosteroid-Therapie
- Aszites
- intraabdominellen Tumoren

Die erhöhte Glukokortikoidproduktion redu-
ziert die Fibroblastenaktivität, so daß zu
wenig Kollagen gebildet wird. Bei Dehnung
gibt die Haut daher zu sehr nach, und die
Elastika zerreißt.

Klinisches   Atrophische, weiß-gelbe bis livid-rötliche
Bild   Streifen oder auch leicht eingesunkene
                     Flecke. Sie sind irreversibel, blassen aber
                     im Verlauf mehrerer Monate ab.

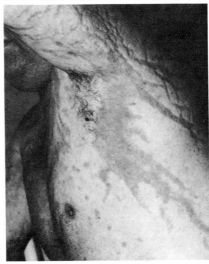

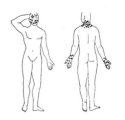

ALTERSHAUT (13.1.5)
(Senile Atrophie)

Klinisches Bild	Schwund des kollagenen und elastischen Gewebes bewirkt eine derbe, weiß-gelbliche Umwandlung der Haut.

Infolge der Abnahme des Hautturgors und des subkutanen Fettgewebes wird die Haut zudem runzlig und faltig. Durch die dünne, atrophische Epidermis können Gefäße und Sehnen durchschimmern.

Ferner beobachtet man eine Verminderung der Sekretionsleistung von Talg- und Schweißdrüsen (feine Schuppung der Haut). |
| Komplikationen | Lentigo senilis: vereinzelte braun-schwarze, sommersprossenähnliche Flecke.

Purpura senilis durch leichte Verletzlichkeit der Gefäße.

Senile Elastose: Verdickungen, Runzelungen und gelbliche Einlagerungen.

Senile Talgdrüsenhyperplasie: hautfarbenes bis gelbliches, flaches Knötchen, meist zentral gedellt.

Verruca seborrhoica (senilis): (siehe 14.1)

Auf einer Altershaut können sich außerdem Präkanzerosen entwickeln wie

- Keratosis senilis (14.4)
- Keratoma senile (14.4)
- Cornu cutaneum (14.4)
- Morbus Bowen (14.4)

aus denen Basaliome (14.5.1) und spinozelluläre Karzinome (14.5.3) entstehen können. |
| Pflege | Fettende Salben
Lichtschutzmittel |

NAEVUSZELLNAEVUS (14.1)
(Pigmentnaevus)
(Pigmentmal)
(Naevus pigmentosus naevocellularis)
(Zelliges Pigmentmal)
(Leberfleck)
(Muttermal)
(Pigmentzellnaevus)
(Benignes Melanozytoblastom)

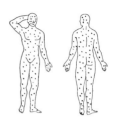

Klinisches Bild	Der häufig vorkommende Naevuszellnaevus entsteht durch eine Anhäufung <u>pigment-bildender neuroektodermaler Zellen</u> in Epidermis oder Korium. Es handelt sich um hellbraune bis schwarzbraune Gebilde, die das Hautniveau je nach Menge der Naevus-zellhaufen mehr oder weniger überragen. Die Oberfläche ist in der Regel glatt, kann aber auch warzenartig (Naevus verru-cosus), behaart (Naevus pilosus) oder tierfellartig (Naevus pellineus) sein.
Prognose	Entartungen kommen vor. Vorsicht bei

- Dunklerwerden *, Blutung*
- Größerwerden
- entzündlicher Veränderung
- Juckreiz

Tierfellnaevi haben bei Kindern eine Ent-artungsrate von 20 %.

Therapie	Exzision bei

- kosmetischer Indikation
- Entzündung des Naevus
- Traumatisierung des Naevus
- Verdacht auf maligne Entartung

Jeder exstirpierte Naevus muß histologisch untersucht werden, um ein malignes Melanom auszuschließen!

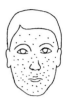

BENIGNES JUVENILES MELANOM (14.1)
(Spitztumor)
(Spindelzellnaevus)
(Epitheloidzellnaevus)

Vorwiegend präpubertär auftretende Näevusvariante.

Klinisches   Erbsgroßer, halbkugeliger, glatter Tumor
Bild   mit geringer Pigmentierung, eher rot-gelbe
                    bis grau-braune Färbung, und derb fibröser
                    Konsistenz. Die Oberfläche ist gespannt und
                    glänzend.

Prognose   Maligne Entartungen sind selten beobachtet
                    worden und daher fraglich.

Therapie   Exzision im Gesunden und histologische
                    Abklärung, da differentialdiagnostische
                    Schwierigkeiten bei der Abgrenzung gegen
                    Melanome auftreten.

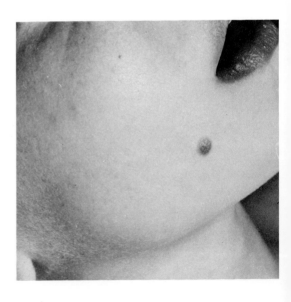

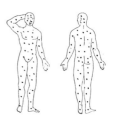

NAEVUS SPILUS (14.1)
(Lentigo simplex)
(Fleckenmal)

Klinisches Bild	Durch eine Melaninvermehrung im Stratum basale entstehender milchkaffeefarbener bis dunkelbrauner, scharf begrenzter Fleck und unregelmäßiger Form und unterschiedlicher Größe, niemals das Hautniveau überragend.
Prognose	Übergang in einen Naevuszellnaevus möglich, vor allem nach Schleifbehandlung.
Therapie	Schleifbehandlung nur bei kosmetisch störenden Fleckenmälern!

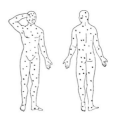

NAEVUS COERULEUS (14.1)
(Blauer Naevus)

Klinisches Bild	Stecknadelkopfgroßes, bläulich-graues, derbes kutanes Knötchen, das durch eine unregelmäßige Anhäufung von Melanoblasten und Melanophoren im tieferen Korium zustande kommt. Meist ist der blaue Nävus von Jugend an vorhanden.
Prognose	Entartungen selten.
Therapie	Exzision im Gesunden bei

- kosmetischer Störung
- entzündlicher Veränderung
- Traumatisierung
- Juckreiz |

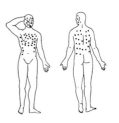

VERRUCA SEBORRHOICA (14.1)
(Verruca senilis)
(Senile Warze)
(Alterswarze)
(Seborrhoische Warze)

Klinisches Bild	Es handelt sich um gelb-bräunliche bis schwarze, scharf begrenzte, breitbasig aufsitzende Papillome unterschiedlicher Größe mit rauher, rissiger Oberfläche, ▶ die meist erst nach dem 40. Lebensjahr ▶ auftreten. Kein Vorkommen an Schleimhäuten!
Prognose	▶ Die Alterswarzen sind harmlos. ▶ Keine maligne Entartung! Unter Umständen können sie sekundär irritiert werden (roter Hof, Exsudation).
Therapie	Entfernung mit Curette, evtl. Nachkautern. Cave: Leistet das Papillom dem Curettenstrich unerwarteten Widerstand, dann Fehldiagnose. Die Curettage muß sofort abgebrochen und eine Exzision weit im Gesunden durchgeführt werden. Eine histologische Untersuchung ist in jedem Fall erforderlich.

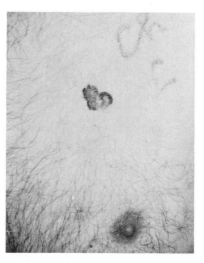

NAEVUS FLAMMEUS (14.2)
(Feuermal)
(Weinfleck)

Klinisches
Bild

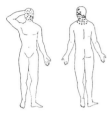

Meist bei der Geburt vorhandene oder in der
Kindheit aufgrund von Gefäßerweiterungen
auftretende, blau-rötliche Hautareale von
unterschiedlicher, aber oft ausgedehnter
Größe und Form.

Man kann zwei Formen unterscheiden:

SYMMETRISCHE MEDIANE NAEVI FLAMMEI
(UNNA-Naevus)
(Storchenbiß)

▶ Sie sind harmlos und bilden sich oft spon-
tan nach einigen Jahren zurück.

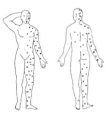

ASYMMETRISCHE LATERALE NAEVI FLAMMEI

Sie gehen oft fakultativ mit Mißbildungen
einher und sind meist Symptom bei folgenden
naevoiden Systemerkrankungen:

- STURGE-WEBER-KRABBE-Syndrom
- von-HIPPEL-LINDAU-Syndrom
- KLIPPEL-TRENAUNAY-Syndrom
- PARKES-WEBER-Syndrom

Therapie

Chirurgische Exzision bei kleinen Formen.
Größere, kosmetisch störende Naevi können
durch wasserfeste Schminke überdeckt werden.

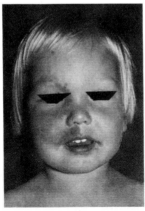

Original-Farbabbildung s. Anhang Abb. 19

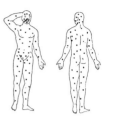

KAVERNÖSES HÄMANGIOM (14.2)
(Blutschwamm)

Klinisches   Von den Gefäßen ausgehende, blau-rötliche
Bild   Geschwulst (kavernöser Hohlraum) von wei-
                    cher Konsistenz, die mehr oder weniger
                    das Hautniveau überragt und ein unregel-
                    mäßiges Relief besitzt.

                    Man kann planotuberöse, tuberöse und sub-
                    kutane Formen unterscheiden.

Prognose   Kavernöse Hämangiome sind angeboren oder
                    entstehen in den ersten Lebensmonaten. Sie
                    können rasch größer werden, jedoch ist in
                    den meisten Fällen das Wachstum nach einem
                    Jahr beendet. In über 80 % der Fälle spon-
                    tane Rückbildung bis zur Pubertät. Gelegent-
                    lich Ulzerationen und Blutungen mit möglicher
                    Sekundärinfektion.

Therapie   ▶Abwarten und regelmäßige Inspektion!

                    - Bei kleinen Hämangiomen Kortikosteroide.
                    - Bei überschießendem Wachstum weiche Rönt-
                      genstrahlung.
                    - Bei ulzerierenden und sekundär infizier-
                      ten Hämangiomen Antibiotika-Salben bis
                      zur Heilung, danach Exzision.

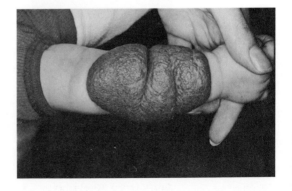

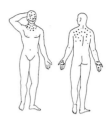

NAEVUS ARANEUS (14.2)
(Spider-Naevus)
(Spinngewebsnaevus)
(Gefäßsternchen)
(Gefäßspinnen)
(Spinnennaevus)

Klinisches Bild	Stecknadelkopfgroßes Gefäßknötchen, von dem nach allen Seiten zahlreiche feine Gefäßäderchen auslaufen.
Prognose	Bei geringer Zahl harmlos, bei gehäuftem Auftreten muß eine Lebererkrankung oder eine Hyperthyreose ausgeschlossen werden.
Therapie	Verödung des Zentralgefäßes. Bei Rezidiv kann das zuführende Gefäß operativ entfernt werden.

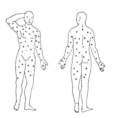

ANGIOMA SENILE (14.2)
(Altershämangiom)

Es handelt sich wie beim Granuloma pyogenicum um ein eruptives
Angiom, das mit zunehmendem Alter häufiger zu beobachten ist,
oft auf dem Boden einer Seborrhoe. In 20 % der Fälle sind auch
Jugendliche betroffen.

Klinisches Bild	Infolge primärer Kapillarsproßung kommt es zu solitär oder disseminiert auftretenden, intensiv roten, flohstichartigen Flecken oder auch stecknadelkopfgroßen Knötchen, die die Größe einer Erbse erreichen können.
Prognose	Völlig harmlos und nur kosmetisch störend.
Therapie	Kaustische Entfernung auf Wunsch.

GRANULOMA PYOGENICUM (14.2)
(Granuloma teleangiectaticum)
(Granuloma pediculatum)
(Granulationsgewebswucherung)

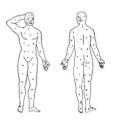

Weiches Granulationsgewächs, das sich im Anschluß an Verletzungen mit sekundärer bakterieller Infektion nach 1 - 2
Wochen bildet, dem Charakter nach ein eruptives Angiom.

Klinisches Bild	Kugeliger, erbsgroßer Tumor, gestielt aufsitzend und von rötlich-livider, bei längerem Bestand blau-schwarzer Farbe, oft leicht blutend.
Prognose	Gutartig! Differentialdiganostische Abgrenzung gegen Melanome (Anamnese: vorhergehende Verletzung)
Therapie	Elektrokaustische Entfernung und Nachbe- handlung mit antibiotischen Salben und Pudern.

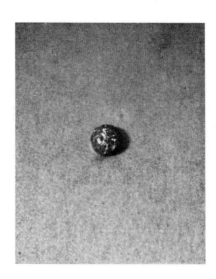

DERMATOFIBROM (14.2)

Klinisches
Bild

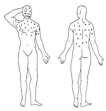

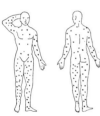

Es handelt sich um einen gutartigen Tumor des Bindegewebes, wobei man klinisch zwei Formen unterscheiden kann:

WEICHES FIBROM
(Fibroma molle)

Unterschiedlich großer, leicht erhabener Knoten, meist mit runzliger Hülle oder gestielt herabhängend (Fibroma pendulans).

HARTES FIBROM
(Fibroma durum)
(Histiozytom)
(Nodulus cutaneus)
(Dermatofibroma lenticulare)
(Fibroma en pastille)

Meist solitär vorkommende, leicht erhabene, kugelförmige, derbe Knoten von Walnußgröße, die Lipide (gelblicher Farbton) und Pigment (braun-schwarzer Farbton) speichern können.

Prognose   Manchmal spontane Rückbildung!

Therapie   Exzision bei kosmetischer Störung oder Karzinophobie. Kleinere, gestielt herabhängende Fibrome können durch Scherenschlag beseitigt werden.

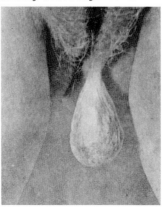

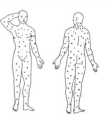

LIPOM (14.2)
(Fibrolipom)
(Lipofibrom)

Klinisches   Von der Subkutis ausgehende Fettgeschwulst
Bild   weicher Konsitenz, die durch eine binde-
                   gewebige Hülle scharf von der Umgebung ab-
                   gegrenzt ist und die Größe eines Apfels
                   erreichen kann. Multiples oder solitäres
                   Auftreten.

Prognose   ▶ Gutartig!
                   Durch den Kapseldruck auf in der Umgebung
                   liegende Nerven werden gelegentlich Schmer-
                   zen ausgelöst.

Therapie   Entfernung schmerzhafter und störender
                   Knoten.

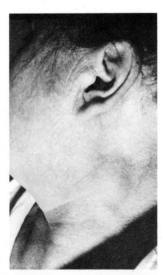

ADENOMA SEBACEUM PRINGLE (14.2)
(siehe 1.4)

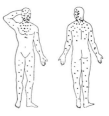

KELOID (14.2)

Klinisches Bild	Nach Traumen, insbesondere Verbrennungen und Verätzungen, aber auch spontan auftretende, geschwulstähnliche, strangförmige, hautfarbene bis rötliche Hyperplasien von derber Konsistenz und glatter, glänzender Oberfläche, die dem harten Fibrom nahestehen. Juckreiz!
Prognose	Gelegentlich beobachtet man spontane Rückbildung. Bei sehr ausgedehnten Keloidbildungen können durch den Narbenzug Kontrakturen entstehen, die u. U. die Funktion eines Körperteils stark beeinträchtigen können.
Therapie	- Bei frischen Keloiden kann eine Radiatio versucht werden. - Kleinere Keloide bilden sich nach mehrfacher intraläsionaler Injektion von Triamcinolon-Kristall-Suspension zurück. Ansonsten operative Entfernung. - Antihistaminika gegen den Juckreiz.

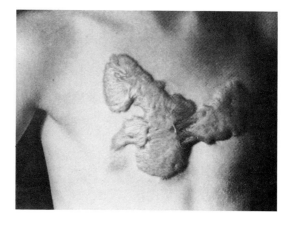

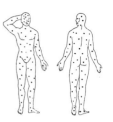

MASTOZYTOSE (14.3.1)
(Urticaria pigmentosa)

Symptomatik

Es handelt sich um eine systemische
Hyperplasie der Gewebsmastzellen und
Histiozyten, die sowohl die Haut als
auch innere Organe betreffen kann.

Klinisch lassen sich zwei Formen unterscheiden:

Urticaria pigmentosa infantum: nur Säug-
linge und Kleinkinder sind betroffen.
Aufgrund von Mastzelleninfiltration im
Korium kommt es zu blau-violetten Tumoren,
die die Größe einer Pflaume erreichen
(Mastozytom).

Urticaria pigmentosum adultorum: betrifft
Kinder und Erwachsene. Exanthemartig aus-
gebreitet sieht man kleine linsen- bis
erbsgroße Flecke und Knötchen von röt-
licher Farbe.
▶Durch Reiben mit der Schmalseite eines
Holzspatels wird Histamin aus den
Mastzellanhäufungen freigesetzt. Die
dadurch entstehenden Quaddeln können
langfristig persistierende Pigmenta-
tionen hinterlassen.

Außerdem

- Osteofibrosen und -porosen
- Hepato-Spleno-Megalie
- Tachykardie
- Gastroenteritiden

ZYSTEN (14.3.2)

Es handelt sich hierbei um knotige, prallelastische oder
fluktuierende Gebilde, die infolge Retention von Sekret-
produkten der Talgdrüsen (Retentionszysten) oder als echte
Neubildung aus versprengten Epidermis-Teilen (Epidermoid-
oder Dermoid-Zysten) entstanden sind.

1. MILIEN (14.3.2)
   (Hautgrieß)
   (Gruta)

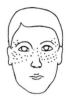

Symptomatik   Zum Teil anlagebedingte, subepitheliale Horn-
                     zysten, die als stecknadelkopfgroße, weiß-
                     gelbe Knötchen, vor allem im oberen Gesichts-
                     bereich imponieren. Sekundär können sie auch
                     als Retentionszysten bei Verbrennungen und
                     blasigen Dermatosen (Porphyria cutanea tarda,
                     Epidermolysis bullosa) an anderen Hautstellen
                     entstehen.

Therapie   Anritzen der Haut und Entleerung des zysti-
                     schen Hornkügelchens.

2. ATHEROME (14.3.2)
   (Grützbeutel)

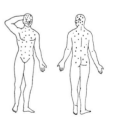

Familär gehäuftes Auftreten!

Symptomatik   Aus versprengten Epidermisteilen entstande-
                     ne, subkutan-kutan gelegene Knoten von prall
                     elastischer Konsistenz. Mitunter haarfeine
                     Öffnung im Zentrum, aus der sich ranziger,
                     weißlicher Talg in dünnem Strahl auspressen
                     läßt.

Therapie   Exzision in toto.

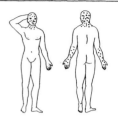

KERATOSIS SENILIS ACTINICA (14.4)

Pathogenese	▶ Entsteht vorwiegend auf einer bereits pathologisch veränderten Haut (licht-exponierte Altershaut); vor allem sind Seborrhoiker und pigmentarme Personen betroffen.
Klinisches Bild	Meist sind die ersten Veränderungen ins-besondere an den Handrücken als bräun-liche Flecke (Lentigo senilis) erkennbar. Später entstehen sich langsam vergrößern-de, unregelmäßige, jedoch scharf begrenz-te, erythematöse Herde mit fest haftender ▶ Schuppung und - je nach Verhornungsgrad - schmutzig-grauer bis bräunlicher Farbe.
Therapie	▶ Elektrokoagulation!
	▶ Sobald sich eine maligne Entartung durch zunehmende Infiltration der Basis anzeigt, ist unbedingt in toto zu exzidieren.
Prognose	Erfolgt keine Therapie, so entwickelt sich aus der Keratosis ein Keratom, das an-▶ schließend in ein Cornu cutaneum (Hauthorn) übergehen kann. In 25 % der Fälle erfolgt maligne Entartung, meist in Form spino-zellulärer Karzinome.

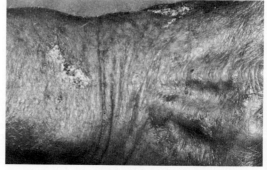

Original Farb-Abbildung siehe Anhang Abb.

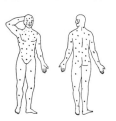

MORBUS BOWEN (14.4)
(siehe auch Erythroplasie (23.1.2))
        Lp ≙ M Bowen der Schleimhaut

Pathogenese   Es handelt sich um ein intradermales Spi-
                       naliom (Carcinoma in situ), als dessen
                       Ursache man chronische Arsenzufuhr an-
                       nimmt.

Klinisches   Voll entwickelt finden sich verschieden
Bild   große, schuppende oder mit Krusten be-
                       deckte, nässende Flächen oder warzenartig
                       vegetierende, rötliche Bezirke, in denen
                       gelegentlich, vor allem beim Entfernen
                       der Schuppen, blutende Erosionen und Ul-
                       zerationen entstehen, die stellenweise
                       vernarben, aber nie abheilen und sich am
                       Rand weiter ausbreiten.

Therapie   ▶ Totale Exzision oder Röntgenbestrahlung.
                       Regelmäßige Nachkontrollen.

Prognose   Bei rechtzeitiger Behandlung gut.

                       Die Basalmembran ist anfangs noch intakt
                       (Carcinoma in situ), und eine Tumorinvasion
                       in die Cutis hat noch nicht stattgefunden.
                       Sie wird bei unterbleibender Behandlung
                       oft erst nach jahrelanger Latenz durch-
                       brochen, und man spricht dann von einem
                       Bowen-Karzinom, das seiner Natur nach ein
                       verhornendes Plattenepithelkarzinom dar-
                       stellt.

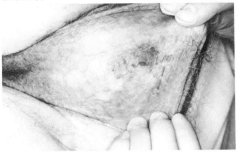

MELANOSIS CIRCUMSCRIPTA PRAEBLASTOMATOSA DUBREUILH (14.4)
(Lentigo maligna)
(Primäre Melanose)
(Morbus DUBREUILH)

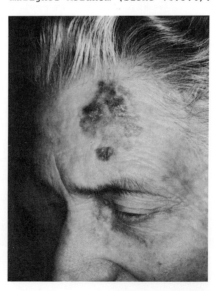

Pathogenese	Traumatische Irritation Entzündungen falsche Behandlung
Klinisches Bild	Rund-ovaler, münzgroßer, unregelmäßig be- grenzter, bräunlicher Fleck mit dunkel- braunen oder schwarzen Einlagerungen, der sich langsam peripherwärts ausdehnt.
Therapie	Totale Exzision oder Röntgenweichstrahltherapie
Prognose	Bei rechtzeitiger Therapie gut.

Unterbleibt sie, entwickelt sich langsam
▶ auf dem Boden des Dubreuilh-Flecks ein
malignes Melanom (siehe 14.5.4).

LEUKOPLAKIEN (14.4)

Leukoplakien sind Schleimhautveränderungen, die den senil-
aktinischen Keratosen der Haut entsprechen.

Pathogenese   Folgende Entstehungsmechanismen sind
               denkbar:

               mechanisch: Prothesendruck, Zahnbehandlung

               toxisch: Pfeifenrauchen, Arsen

               idiopathisch: bei Lichen ruber planus,
               Erythematodes, Glossitis rhombica mediana
               (fissurale, angiomatöse Mißbildung der
               Zunge).

Klinisches   Weißliche Verdickungen der Schleimhäute,
Bild   die zunächst wenig infiltriert sind (plane
               Leukoplakien).

               Später zunehmende Infiltration und Verhor-
               nung (verruköse Leukoplakie).

Therapie   Verruköse Leukoplakien müssen exzidiert
und   oder elektrokaustisch beseitigt werden,
Prognose   da sie andernfalls nach einer entsprechen-
             ▶ den Latenz mit großer Wahrscheinlichkeit
               zu einem spinozellulären Karzinom entarten.

             ▶ Plane Leukoplakien können sich nach Meiden
               der Noxe spontan zurückbilden.

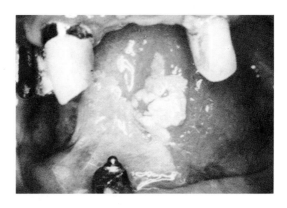

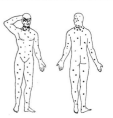

BASALIOM (14.5.1)
(Basalzellenkarzinom)
(Epithelioma basocellulare)
(Carcinoma basocellulare)

Das Basaliom ist ein semi-maligner Tumor

▶ - langsames, lokal infiltrierendes und destruierendes Wachstum
▶ - keine Metastasierung
   (eine Ausnahme bilden Basaliome im Analbereich),

der meist im 6. - 8. Lebensjahrzehnt entsteht.

Pathogenese   Man unterscheidet einen tiefen, meist soli-
                       tär vorkommenden Typ (häufig!) und einen
                       oberflächlichen Typ des Basalioms.

                       Die tiefen und häufig ulzerierenden Formen
                       entstehen vorwiegend auf licht- und wetter-
                       exponierter Haut, oft in den oberen zwei
                       Dritteln des Gesichts.

                       Die selten ulzerierenden, oberflächlichen
                       Karzinome kommen in erster Linie an Stamm
                       und Extremitäten vor (multiple Rumpfhaut-
                       basaliome) und sind häufig auf Arsenzufuhr
                       zurückzuführen (15 - 20jährige Latenz).

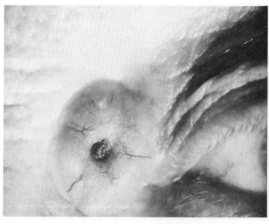

Original-Farbabbildung siehe Anhang Abb. 13

Tiefe
Formen
des
Basalioms

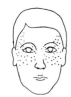

Knotiges Basaliom: Die am häufigsten vorkommende Form. Beginn als perlmuttartig
glänzende, stecknadelkopfgroße Papel von
grau-gelbem bis rötlich-braunem Farbton
und teleangiektatisch veränderter Oberfläche. Im Laufe der Zeit entstehen bis zu
pfenniggroße, prominente Herde mit erhabe-
nem, wallartigem Rand oder auch - bei der
▶ zystischen Form - von perlenförmigen Kügel-
chen umgeben.

Pigmentiertes Basaliom: Das pigmentierte
Basaliom ist eine seltene Variante des
knotigen Basalioms, welches durch Einlagerung von Pigment und Pigmentzellen entsteht.

Ulzerierendes Basaliom: entwickelt sich aus
dem fortschreitenden knotigen Basaliom infolge Ernährungsstörungen durch die voraus
gegangene Gefäßkompression. Es kommt zu zen-
tralem, geschwürigem Zerfall (Ulcus rodens),
Blutungen und Verkrustungen. Der wallartige,
teleangiektatische Randsaum bleibt erhalten.

Destruierendes Basaliom: Erfolgt keine
Therapie, entwickeln sich im weiteren
Verlauf flächenhafte Ulzerationen (Ulcus
terebrans), die mit Infiltration und Destruktion von Muskel, Knorpel und Knochen
einhergehen.

Oberflächliche
Formen
des
Basalioms

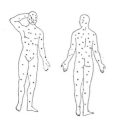

Psoriasiformes Basaliom: Flach erhabene,
derbe, bräunliche Scheibe, die scharf begrenzt und von Schuppen bedeckt ist, solitär oder multipel vorkommend.

Durch atrophische Veränderungen des psoriasi-
formen Basalioms entsteht das

Basalioma cicatricans: Nur noch an der peripheren Wachstumszone zu erkennen, da die
Mitte meist oberflächlich vernarbt ist.

Sklerodermiformes Basaliom: Zuweilen treten
Basaliome auch als elfenbeinfarbene, im Hautniveau liegende, depigmentierte Platten von
harter Konsistenz auf. Die Oberfläche ist
teleangiektatisch verändert.

Prognose

Bei rechtzeitiger Behandlung günstig (allerdings sind Basaliome recht rezidivfreudig).

Ansonsten Gefahr des Wachstums in die Tiefe mit Destruktion von Muskel, Knorpel und Knochen oder möglicher Übergang in ein spinozelluläres Karzinom (siehe 14.5.3).

Therapie

▶Vollständige Beseitigung durch großzügige Exzision mit plastischer Deckung. Sofern es sich nicht um sklerodermiforme Basaliome oder um ein Ulcus terebrans handelt, sind gute Erfolge mit Röntgenweichstrahltherapie beschrieben worden.

Oberflächliche Rumpfhautbasaliome können elektrokaustisch entfernt werden.

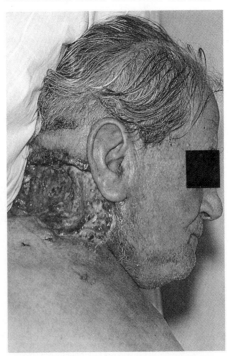

Ulzerierendes Basaliom

PAGET-KARZINOM (14.5.2)
(Morbus Paget)   *Brustwarze*
(Paget's disease of the nipple)
♀ ♂

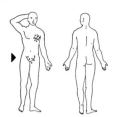

Pathogenese	Der Morbus Paget geht vom Epithel der großen Milchgänge aus. Meist verändert er über lange Zeit nur die Brustwarze ekzematös und geht erst nach längerem Verlauf in intramammäres, knotiges Wachstum über.
Klinisches Bild	Im Bereich der Mamille bildet sich ein leicht erhabener, lachsroter, schuppender Herd, der an ein Ekzem erinnert und sich allmählich über die ganze Brust ausbreitet; ferner nässende Erosionen, Blutungen, Krustenbildung und Retraktion der Mamille.

‖ Schmerzlos!
‖ Immer einseitig!

Prognose	Wie bei Mamma-Ca.
Therapie	- Ablatio - Ausräumung der axillären Lymphknoten - Nachbestrahlung

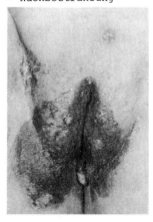

Extramammärer
M. Paget

SPINOZELLULÄRES KARZINOM (14.5.3)
(Spinaliom)
(Spinalkarzinom)
(Verhornendes Plattenepithelkarzinom)
(Epithelioma spinocellulare)
(Spinozellulärer Krebs)

♂♀

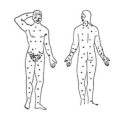

Das spinozelluläre Karzinom ist im Gegensatz zum Basaliom ein
echtes bösartiges Karzinom, da es - wenn auch spät - metasta-
siert. Es wächst destruierend und wesentlich schneller als das
▶Basaliom. Im Gegensatz zu diesem kann es auch auf Schleimhäuten vorkommen.

Ursachen

Spinaliome treten bei älteren Menschen
(55 - 60 Jahre) auf, vielfach auf dem
Boden von Präkanzerosen, Narben oder anderen Hauterkrankungen. In Frage kommen

▶ - aktinische Keratosen
  - verruköse Leukoplakien
  - Morbus Bowen und Erythroplasie
  - chronische Ulzerationen
  - Verbrennungsnarben und Lupusnarben
  - Röntgendermatitis
  - Kraurosis vulvae (Atrophie)
  - chronische Balanoposthitis

Klinisches
Bild

Hautkarzinom: meist sind die oberen zwei
Drittel des Gesichts betroffen; unauffäl-
liger Beginn mit einem bis zu bohnengro-
ßen Knoten, der schmerzlos in die Tiefe
wächst; kurze Zeit später Ulzerationen.
Infolge Einbeziehung von Nachbargebieten
kommt es oft zu ausgedehnten Gewebsdefek-
ten.

▶Lippenkarzinom: meist ist die Unterlippe
betroffen; zunächst kleine, festhaftende
Schuppe, Erosion oder Ulkus, evtl. auch
ein Knötchen auf verhärteter, derber Basis.

Zungenkarzinom: meist am Zungenrand, ver-
härtete Knoten und Stränge, die später
ulzerieren; heftige Schmerzen.

Vulvakarzinom: meist am Übergang zwischen
großen und kleinen Labien oder an der Kli-
toris. Verdächtig sind kleine warzenartige
Gebilde oder kleine wunde Knötchen bzw.
Ulzerationen; schnelle Metastasierung.

Peniskarzinom: vor allem an Dorsalseite
von Glans, Sulcus coronarius, Praeputium;
ist oft einem luetischen Primäraffekt ähn-
lich: schmerzlose Ulzeration mit Verhärtung
der Umgebung. Ein karzinogener Faktor wird
dem Smegma zugeschrieben, da Peniskarzinome
bei zirkumzidierten Männern nicht entstehen.

Prognose

Bei frühzeitiger Erkennung ist die Heilungschance günstig, da spinozelluläre
Karzinome meist erst spät metastasieren.

Lippen-, Zungen-, Vulva- und Peniskarzinome
haben meist eine wesentlich schlechtere
Prognose als die Hautkarzinome.

Therapie

Je nach Sitz, Größe und Bestandsdauer
▶ Exzision, Röntgen- oder Kobaltbestrahlung,
auch Kombination aller Methoden.

Bei bestehenden Metastasen zusätzliche
zytostatische Behandlung.

Regelmäßige Kontrollen.

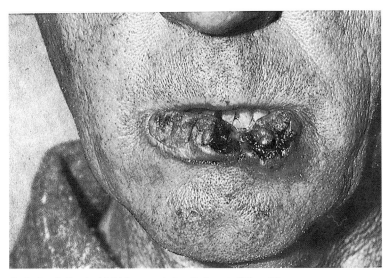

Original-Farbabbildung siehe Anhang Abb. 10

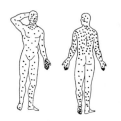

MALIGNES MELANOM (14.5.4)
(Melanomalignom)
(Melanokarzinom)
(Melanoblastom)

♀♂

Bösartigste Geschwulst der Haut, die an jeder Stelle der Haut
und Schleimhäute auftreten kann.

Seit einigen Jahren nimmt die Erkrankungshäufigkeit zu. Viele
epidemiologische Befunde sprechen dafür, daß diese Zunahme mit
der vermehrten UV-Exposition in Zusammenhang steht.

Betroffen sind meist

- jugendliche Erwachsene (bis 30 Jahre)
- Personen mittleren Alters (45 - 50 Jahre).

Vor der Pubertät sind maligne Melanome selten.

Entstehungs-möglichkeiten	Melanome gehen von den pigmentbildenden Zellen aus.

Drei Möglichkeiten der Entstehung sind
bekannt

▶ - aus einem Naevuszellnaevus (40 - 50 %)
    (naevogenes Melanom)
    durch Lichteinflüsse, Traumen, Entzün-
    dungen, unsachgemäße Behandlung des
    Naevus, allgemeine Resistenzschwäche (?)
    und andere, noch unbekannte Faktoren.

▶ - aus einer Melanosis circumscripta
    praeblastomatosa (30 - 40 %)
    (Lentigo-maligna-Melanom)

▶ - auf vorher normaler Haut (10 - 30 %)
    (Melanom d'emblée)
    durch traumatische oder entzündliche
    Veränderungen.

Ein statistisch erhöhtes Krankheitsrisiko
weisen die Ehepartner von Melanomträgern
auf, wobei noch unklar ist, ob Partner-
selektion oder gemeinsame Exposition von
Bedeutung ist.

Klinische
Bilder
der
Melanomtypen

Die meisten Melanome sind braun-schwarze
bis bläulich-schwarze, rasch wachsende
Geschwülste von harter Konsistenz und oft
bogiger Begrenzung.

Folgende Typen können unterschieden werden

LENTIGO-MALIGNA-MELANOM (LMM)

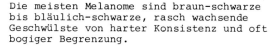

Im Bereich der Lentigo-maligna-Läsion entwickelt sich vorwiegend bei älteren Menschen und oft erst nach jahrelanger Latenz
ein infiltrativer Tumor. Erste klinische
Zeichen sind geringe Reliefveränderungen,
danach folgen deutliche Knotenbildungen
und Ulzerationen.

AKROLENTIGINÖSES MELANOM (ALM)

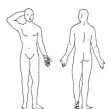

Wahrscheinlich eine Standortvariante des
Lentigo-maligna-Melanoms, Vorkommen in der
Leistenhaut von Hand und Fuß.

Zunächst Lentigo-maligna-ähnliche, schein-
bar makulöse Veränderung. Eine Relief-
änderung wird erst bei fortschreitendem
Wachstum sichtbar.

SUPERFIZIELL SPREITENDES MELANOM (SSM)

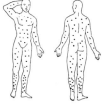

Das SSM ist die häufigste Melanomart. Es
tritt frühestens in der Pubertät auf, meist
jedoch im mittleren und höheren Alter.
Frauen sind häufiger betroffen, hier vor
allem die Extremitäten, insbesondere die
Unterschenkel, bei Männern vorwiegend
Kopf- und Stammbereich.

PRIMÄR NODULÄRES MELANOMALIGNOM (NMM)

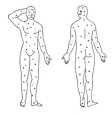

Vorkommen bei beiden Geschlechtern gleich
häufig von der Pubertät an. Es entsteht
meist auf vorher intakter Haut (Melanom
d'emblée) oder aus einem Naevuszellnaevus
(naevogenes Melanom).

Von vornherein knotig wachsende Geschwulst
mit oft scheckiger, häufig auch fehlender
Pigmentierung. Anfangs ist die Oberfläche
atrophisch glatt, bald wird sie erosiv,
ulzeriert und verkrustet.

Keine besonderen Prädilektionsstellen.

Metastasierung   Die Metastasierung erfolgt frühzeitig:

- lymphogene Hautmetastasen zunächst in
  Tumornähe
- Absiedlungen in weiter entfernte Lymph-
  knoten
- Hämatogene Aussaat von Tumorzellen, vor
  allem in Leber, Lunge, Gehirn, Herz, Haut
  Knochen, Pankreas, Nebennierenrinde.
  Grundsätzlich kann jedes Organ befallen
  sein.

Prognose   Die Prognose des Melanoms hängt ab von

- der biologischen Natur:
  LMM günstiger als SSM
  SSM günstiger als NMM
▶ - seinem Stadium bei der Entdeckung und
  der Invasionstiefe:
  je kleiner der Tumor, desto günstiger
  ist seine Heilungschance
- der Lokalisation:
  Befall der Extremitäten günstiger als
  Befall des Rumpfes
- Geschlecht:
  durchschnittliche 5-Jahres-Überlebensquote
  bei Frauen 31 %, bei Männern 18 %
- der Immunitätslage.

STADIUM I
Primärtumor, noch keine Metastasierung.

Grad 1: Der Tumor liegt noch intraepider-
mal, intakte Basalmembran (Heilung 100 %).

Grad 2: Die Basalmembran ist eben durch-
brochen (Heilung 84 %).

Grad 3: Der Tumor füllt das Stratum papillare des Korium aus (Heilung 65 %).

Grad 4: Der Tumor reicht bis ins Stratum
reticulare des Korium (Heilung 49 %)

Grad 5: Der Tumor ist in die Subkutis eingedrungen (Heilung 29 %).

STADIUM II
Primärtumor und
▶ regionale Lymphknotenvergrößerung
13 % 5-Jahresheilungen

STADIUM III
Primärtumor mit vergrößerten regionalen
Lymphknoten und hämatogenen Fernmetastasen.
▶ Keine Heilungschance mehr.

Therapie   ▶ - <u>Niemals Probeexzision,</u> da dadurch die
                Metastasierung gefördert werden kann!

             - Frühtherapie der Wahl ist die totale
               Exzision im Gesunden (3 - 5 cm um den
               den Tumor). An Stellen, wo dies nicht
               möglich ist (Finger, Zehen), muß ampu-
               tiert werden. Anschließend histologische
               Klärung.

             - Bei Lymphknotenmetastasen Ausräumung der-
               selben und evtl. Nachbestrahlung.

             - Sind Fernmetastasen vorhanden, können
               nur palliative Maßnahmen durchgeführt
               werden.

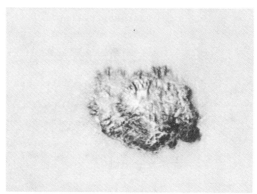

Original Farb-Abb. siehe Anhang Abb. 14

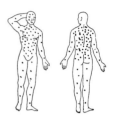

MYCOSIS FUNGOIDES (14.5.5)
(M.f.)
(Granuloma fungoides)

Pathogenese

▶ Stets tödlich verlaufende, maligne Erkrankung des retikulo-histiozytären Systems
unbekannter Ätiologie, die jenseits des
▶ 40 Lebensjahres, zunächst immer mit Haut-
▶ symptomen beginnt. Nach oft jahrelangem
Bestand werden auch innere Organe befallen.
Der Name erklärt sich aus der pilzförmigen,
schwammigen Gestalt der Tumoren, die sich
wie eine Wucherflechte (Mykose) über die
Haut ausbreiten.

Klinisches Bild

Man unterscheidet in der Regel drei Stadien

▶ <u>Prämykotisches Stadium:</u> uncharakteristische,
oft psoriasiforme Ausschläge mit ekzemarti-
gen Plaques, urtikariellen Schwellungen und
meist ausgeprägter Schuppung. Pruritus!

▶ <u>Infiltratives Stadium:</u> bizarre, das Hautniveau plateauartig überragende, stark
juckende Infiltrate von rötlich-brauner
Farbe, die sich peripher ausdehnen und auch
unter der Hautoberfläche fortschreiten
(Untertauch-Phänomen). Häufig finden sich
in diesem Stadium auch Haarausfall und
dystrophische Nagelveränderungen.

▶ <u>Mykosides Stadium (Tumorstadium):</u> zahlreiche,
bräunliche Hauttumoren, kirsch- bis tomaten-
groß, die matschig und verjauchend zerfallen
und ulzerierende Flächen bilden. Befall innerer Organe. Häufig schlechter Allgemeinzustand und septische Temperaturen.

Prognose

Fortschreitender Marasmus und meist nach
7 Jahren Exitus letalis aufgrund einer
Bronchopneumonie, Sepsis oder anderer,
nicht beherrschbarer Infekte.

Therapie

I. Stadium: PUVA-Therapie
                  Antihistaminika systemisch

II. Stadium: Röntgenweichstrahltherapie,
                  da hohe Strahlenempfindlich-
                  keit der Infiltrate

III. Stadium: Röntgentherapie
                  Kortikosteroide, Zytostatika
                  antibiotische Abschirmung

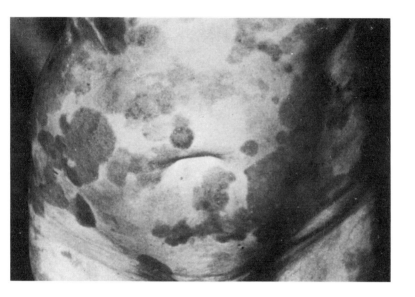

HAUTVERÄNDERUNGEN BEI ANDEREN MALIGNEN LYMPHOMEN (14.5.5)

Hautsymptome   Neben spezifischen Infiltraten findet man
                      unspezifische Erscheinungen wie

                      - juckende Knötchen
                      - urtikarielle Schwellungen
                      - Lichenifikationen
                      - Erythrodermie

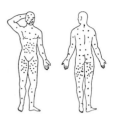

HAUTMETASTASEN (14.5.6)
(Sekundäre Karzinome der Haut)

Es handelt sich um Absiedlungen von primären Hautmalignomen
oder von Tumoren anderer Organe   - Mamma
                                    - Magen
                                    - Uterus
                                    - Bronchien
                                    - Rektum
                                    - Nieren

Klinisches   Polygonale, scharf begrenzte, perivaskulär
Bild   gelagerte Zellhaufen in Cutis und Subkutis,
                    die ständig wachsen und als blaßgelbe oder
                    blau-rötliche Knötchen sichtbar werden.

                    Subjektiv verursachen sie keine Beschwerden.

                    Nur in Ausnahmefällen kann von der Histo-
                    logie der Hautmetastase ein sicherer Rück-
                    schluß auf den viszeralen Primärtumor er-
                    folgen.

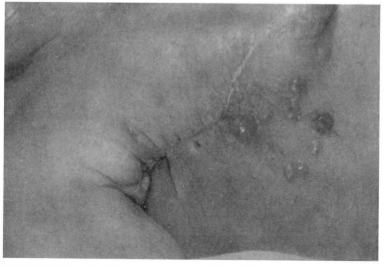

Original-Farbabbildung s. Anhang Abb. 24

VITILIGO (15)
(Weißfleckenseuche)
(Scheckhaut)

♀♂

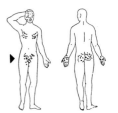

Familiär gehäuftes Auftreten, meist im jugendlichen Alter.

Pathogenese	Die Ursache ist noch ungeklärt.

Diskutiert werden

- Störungen der Melaninsynthese infolge
  Hemmung der Tyrosinaseaktivität

- Melanozytenschwund infolge Antikörper-
  bildung gegen die Melanozyten (Auto-
  immungeschehen)

Häufiges Vorkommen in Verbindung mit

- atrophischen Gastritiden
- perniziöser Anämie
- Diabetes mellitus
- Morbus Addison
- Schilddrüsenerkrankungen
- Alopecia areata

Klinisches
Bild
► Scharf begrenzte, meist bizarr geformte
pigmentfreie, helle Flecke mit überpig-
mentiertem Rand, die sich ausbreiten
► und konfluieren können.

Prognose
Die Erkrankung kann frühzeitig zum Still-
stand kommen, aber auch ausgedehnte Ge-
biete und u. U. die ganze Haut befallen.
► Spontane Rückbildungen und Repigmentierun-
gen werden selten beobachtet.

Therapie
Keine wirksame Therapiemöglichkeit.

Man kann die Vitiligo-Herde überdecken
oder kosmetisch anfärben (Viticolor,
Dihydroxyaceton).

Geringe Erfolge wurden nach lokaler und
systemischer Anwendung von Lichtsensi-
bilisatoren (Methoxalen, Furocumarine)
beobachtet.

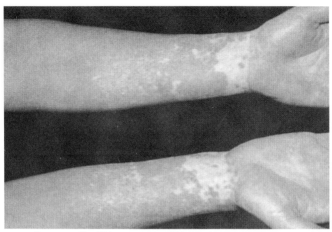

Original-Farbabbildung s. Anhang Abb. 20

ALBINISMUS (15)

Pathogenese

1. Störung der Melaninbildung aufgrund von Tyrosinoxydase-Mangel

   oder

2. gestörter Tyrosintransport in den Melanozyten.

Klinisches Bild

Man kann zwei verschiedene Formen unterscheiden, von denen die eine autosomal-rezessiv vererbt wird (Albinismus totalis), die andere autosomal-dominant (Albinismus partialis).

ALBINISMUS TOTALIS

Völliges Fehlen von Pigment: blasse, rötliche Haut, weißblondes Haar, graue Iris und rote Pupillen.

Schon bei geringer UV-Strahlung entstehen ausgeprägte Erytheme.

ALBINISMUS PARTIALIS
(Albinoidismus)
(Albinismus circumscriptus)

Scharf begrenzte, helle, pigmentfreie Flecke, häufig weiße Haarsträhne über der Stirn (Poliosis).

Im Gegensatz zum Vitiligo bleiben die Veränderungen konstant.

Therapie

Rein symptomatisch mit Lichtschutzsalben und Augenschutzgläsern.

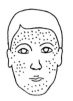

CHLOASMA (15)

♀♂

Pathogenese	In erster Linie sind es hormonelle Faktoren (Östrogene), die ein Chloasma induzieren. Zu nennen sind in diesem Zusammenhang

- Gravidität
- Ovarialtumoren
- Menopause
- Menarche
- Dysmenorrhoe
- hormonelle Kontrazeptiva

Außerdem kann es durch Einnahme bestimmter Pharmaka zu einem Chloasma kommen

- Phenothiazine
- Antimalariamittel
- Busulfan
- Hydantoine

Klinisches Bild

Scharf begrenzte, gelblich-bräunliche, meist flächenhafte Pigmentierungen, häufig symmetrisch angeordnet. Sie treten nach Lichteinwirkung besonders stark hervor.

Gleichzeitig mit der Pigmentvermehrung im Gesicht kann eine Dunkelung der Mamillen, der Achselhöhlen, der Anogenitalregion und der Linea alba hinzutreten.

Prognose

Oft spontane Rückbildung nach Beseitigung der Ursache, häufig auch hartnäckiges Persistieren.

HYPERPIGMENTIERUNGEN DURCH PHOTOTOXISCHE SUBSTANZEN (15)
(siehe 6.1)

NAGELPSORIASIS (16.1.1)

Die Psoriasis (siehe 11.2) führt zu folgenden charakteristischen Veränderungen an Finger- und Zehnägeln:

▶ Tüpfelnägel   Aufgrund unvollkommen entwickelter Horn-
  'timble-nails'   substanz kommt es zu punktförmigen Grüb-
                       chen in der Nagelplatte.

▶ Psoriatischer   Ein unter dem Nagel im Nagelbett gelegener
  Ölfleck   psoriatischer Herd erscheint als gelb-bräun-
                       licher Fleck.

  Dyschromie   Durch Splitterblutungen entstehen feinste,
                       bräunliche Streifenzeichnungen innerhalb
                       der Nagelmatrix.

▶Krümelnägel   Verdickte, rauhe Nägel mit quer und längs-
                       verlaufenden Rillen, oft brüchiger Zerfall.

  Onycholysis   Subunguale Schuppenmassen bewirken, daß der
                       Nagel sich wie eine Kralle vom Nagelbett
                       abhebt.

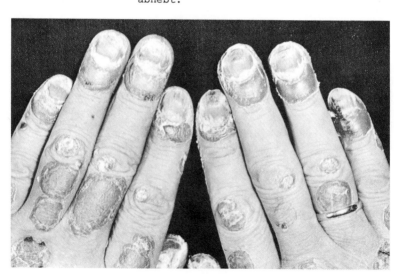

NAGELMYKOSE (16.1.2)
(Onychomykose)

Erreger   Fadenpilze (Tinea unguinum)
                        Hefepilze   (Onychia candidosa)

Symptomatik   Weiß-gelbe (Leuconychia mycotica) bis
                        braun-schwärzliche Verfärbung der Nagel-
                        platte. Durch subunguale Hyperkeratosen
                        ist der Nagel außerdem verdickt und
                        krallenartig vorgewölbt. Es kommt zur
                        Nageldystrophie: brüchige Struktur des
                        Nagels und Absplitterung von der Unter-
                        lage (Onycholysis semilunaris mycetica).

Diagnostik   Kulturelle Untersuchung von Material, das
                        man aus Nagelspänen, vor allem der Sub-
                        ungualregion, gewonnen hat. Ein Nativ-
                        präparat allein genügt nicht, da es nur
                        den Pilzbefall generell anzeigt.

Therapie   ▶ Bei Infektion mit Fadenpilzen systemische
                        Gabe von Griseofulvin über 6 - 10 Monate.
                        Effektiver ist die Extraktion der Nägel
                        in Kurznarkose und anschließende Desin-
                        fektion des Nagelbettes. Damit kann die
                        Griseofulvintherapie auf 8 - 12 Wochen
                        verkürzt werden.

                      ▶ Bei Infektion mit Hefepilzen lokale
                        Anwendung von Nystatin.

Prognose   Meist chronischer Verlauf über mehrere
                        Jahre.

Prophylaxe   Nägel kurzhalten. Es empfiehlt sich ein
                        gerader Nagelschnitt. Feilen ist besser
                        als Schneiden.

                        Bequeme, luftige Schuhe und Baumwoll-
                        strümpfe anstelle von Kunstfaserstrümpfen.
                        Mehrmals am Tag Schuhe und Strümpfe wech-
                        seln. Feuchte Füße pudern.

PARONYCHIE (16.1.3)
(Nagelvereiterung)

Bakterielle oder mykotische Infektion des Nagelwalles. Man
kann zwischen einer akuten und einer chronischen Form unterscheiden.

1. AKUTE PARONYCHIE (16.1.3)

Ursachen	Meist wird sie durch Staphylokokken ver-ursacht, die bei Verletzungen in den Na-gelfalz eindringen - häufig auch im Zu-sammenhang mit einem eingewachsenen Nagel.
	Auch durch Infekte wie Masern, Grippe und Scharlach können akute Paronychien entste-hen.
	Begünstigt werden sie durch unsachgemäße Nagelmaniküre, Mazeration aufgrund beruf-licher Tätigkeit oder Ekzeme.
Symptomatik	Äußerst schmerzhafte Rötung und ödematöse Schwellung des Nagelwalles. In schweren Fällen kommt es zur Abszedierung.
Therapie	Systemische und lokale Anwendung von Antibiotika. Tiefe Formen erfordern eine chirurgische Behandlung.

2. CHRONISCHE PARONYCHIE (16.1.3)

Ursachen	Entsteht meist durch Sekundärinfektion bakterieller Paronychien mit Hefe-Pilzen (Candida albicans).
Symptomatik	Chronisch-eitrige Infektion des Nagel-walles, die mit entzündlich gerötetem und geschwollenem Nagelfalz einhergeht, der meist schon auf leichten Druck hin unter dem abgelösten Häutchen ein eitriges Sekret entleert.
	Die chronische Paronychie führt häufig zur Verfärbung und Zerstörung des Nagels.
Therapie	Feuchte Verbände mit antiseptischen Salben. Bei Candida-Infektion lokale Anwendung von Nystatin.

UNGUIS INCARNATUS (16.1.3)
(Eingewachsener Nagel)

Ursache   Meist traumatisch bedingte Zehnagel-
                 mißbildung (Fingernagel selten), die
                 nach einem unsachgemäßen (zu runden)
                 Nagelschnitt oder bei zu engen Schuhen
                 vorkommen kann.

Symptome   Es kommt zu schmerzhaften Entzündungen,
                 Rhagadenbildung, Infektionen und u. U.
                 Ausbildung von Granulationen.

Therapie   Richtige Kürzung und Rundung der Nagel-
                 ecken. Evtl. mit Aluminumfolie dem Druck
                 entgegenwirken.

                 In schweren Fällen Onychotomie: Extraktion
                 der Nagelplatte und Zerstörung der seit-
                 lichen Teile der Matrix.

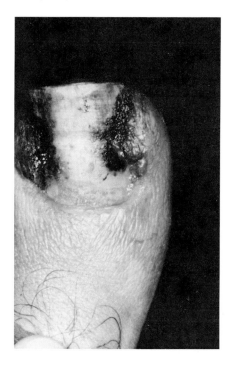

SYMPTOMATISCHE NAGELVERÄNDERUNGEN (16.1.4)

Sowohl im Rahmen von Dermatosen der Fingerhaut als auch von
Allgemeinerkrankungen kann es zu symptomatischen Veränderungen
der Nägel kommen.

Dyschromie

Streifige oder fleckige Farbveränderungen
der Nagelplatte

weiß: bei Mykosen, Psoriasis, Traumen und
aus unbekannten Ursachen; bei Leberzirrho-
sen, Herzfehlern und bei Veranlagung können
alle Nägel weiß sein (Leuconychia totalis).

braun-schwarz: bei M. Addison, Mykosen,
Psoriasis, subungualem Naevus, Melanom,
Hämatom

grün: bei Besiedlung mit Schimmelpilzen
oder Pseudomonas aeroguinosa

Onycholysis

Die Nagelplatte löst sich vom freien Rand
her ab. Vorkommen bei Traumen, Mykosen,
Psoriasis, Durchblutungsstörungen, Ekzemen,
Arzneimittelexanthemen, Hypothyreose,
feuchtem Milieu und Chemikalien (Waschmittel)

Onychodystrophie

Glanzlose, verdickte und verformte Nagel-
platte mit subungualen Hornmassen bei
Ekzemen, Mykosen, Neurodermitis, Psoriasis,
M. Reiter

Onychorhexis

Vom freien Rand her reißende und sich dabei
aufsplitternde Nagelplatte infolge der Einwirkung von Chemikalien, bei Fehlernährung,
Hypothyreose, feuchtem Milieu

Tüpfelnägel
(Grübchennägel)

▶Kleine Vertiefungen der Nagelplatte, die
bei Psoriasis, Lichen ruber, Mykosen, Ekzemen und Alopecia areata vorkommen.

Querstreifung
der Nägel
▶ (Meessche
Querbänder)

Konvex gebogene, gelbliche Linien, die sich
quer über die gesamte Nagelplatte ziehen,
Vorkommen bei Infekten, Systemerkrankungen,
▶Giften (Thallium, Arsen), Zytostatika, Rönt-
genschäden, Herzinfarkt, Alkoholneuritiden.

Koilonychie

Zentrale Einsenkung bei Eisenmangel

Uhrglasnägel

Bei Lungen- und Herzerkrankungen

Onychoschisis

Spaltung des Nagels in zwei Platten infolge
von Vitaminmangel oder Fehlernährung

ANDROGENETISCHE ALOPEZIE (17.1.1)
(Pattern Alopecia)

Ursache	Ein erhöhter Androgenspiegel bewirkt Kopfhaarausfall.
Klinisches Bild	Beim Mann sind zunächst die seitlichen Stirnpartien betroffen (Geheimratsecken), später die Parietal- und Okzipitalregion (Hinterhauptsglatze). Nicht einbezogen werden in der Regel Nacken und Schläfen.
	Bei der Frau oft entsprechender, aber weniger ausgeprägter Haarausfall; oft nur Schütterwerden der Haare.

ALOPECIA AREATA (17.1.2)
(Pelade)

Ursache	▶ Die Ursache bleibt in den meisten Fällen unklar. Wahrscheinlich spielen allergische Mechanismen und psychischer Streß eine Rolle.
Klinische Symptomatik	▶ Plötzlicher umschriebener Haarausfall (ein oder zahlreiche Herde unterschiedlicher Größe), der nicht nur das Haupthaar, sondern auch Haare anderer Körperregionen betrifft, z. B. Wimpern, Barthaare, Brauen.
	▶ Keine Vernarbung.
	▶ Außerdem Grübchennägel!
	Leicht und schmerzlos zu epilierende Haare am Herdrand zeigen Progressionstendenz des Krankheitsgeschehens an.
Verlauf	Wechselhaft und meist chronisch.
	Neben spontaner Wiederbehaarung kommt es auch häufig zu totalem Haarausfall durch Konfluenz oder Neubildung einzelner Herde (Alopecia areata totalis).
	▶ Der Haarausfall ist reversibel, da kein Untergang der Follikel.
Therapie	▶ Corticoide sind morbostatisch wirksam.

ANDERE ALOPEZIEFORMEN (17.1.3)

Reversibler
temporärer
Haarausfall

Haarfollikel noch erhalten!

infektiös:
▶ - Lues II
- Pyodermien
- Mykosen (Mikrosporie)

hormonell:
- Störungen der weiblichen Gonadenfunktion
- Gravidität und postpartal
▶ - Störungen der Schilddrüse

medikamentös:
- Zytostatika
- Antikoagulantien
- Antibiotika
- Ovulationshemmer

▶ toxisch:
- Thallium
- Arsen
- Quecksilber
- Pflanzengifte
- Vitamin A

sonstige Erkrankungen:
- Anämien
- Kachexie
- systemischer Erythematodes
- Erythrodermie

Irreversibler
permanenter
Haarausfall

Haarfollikel ist zerstört!

Zugalopezien:
- straffe Frisuren
- Lockenwickler
- Trichotillomanie : *trieb art. Ausrupfen von*
                     Kopf-u. Barthaaren
Druckalopezien:
- Kopflasten

▶ narbige Alopezien:
- physikalisch (Verbrennung, Verätzung)
- neoplastisch (ulzerierende Basaliome)
- viral
▶ - bakteriell (Lupus vulgaris, Lepra)
▶ - mykotisch (Favus)

hormonell:
▶ - Androgenetische Alopezie
- Alopezien bei Frauen in der Menopause

sonstige Erkrankungen:
▶ - zirkumskripte Sklerodermie
▶ - chronisch-diskoider Erythematodes
▶ - Lichen ruber

HYPERTRICHOSE (17.1.4)

Unter Hypertrichose versteht man den Zustand verstärkter Kör-
perbehaarung, bei Frauen noch typisch feminin lokalisiert.
Meist tritt eine Hypertrichose familiär gehäuft auf oder ist
rassenbedingt.

Lokalisierte Hypertrichosen	Vorkommen bei - Dermatiden wie Porphyria cutanea tarda an Augenbrauen und in der Jochbein-Schläfengegend (siehe 10.1.1) - Neuritiden oder Nervenverletzungen - Mißbildungen (z. B. in der Kreuzbeingegend bei Spina bifida) - Medikamenteneinnahme (Kortikosteroide) - Irritation der Haut durch Pflaster, Salben oder Gipfsverbände
Universelle Hypertrichosen	Die Lanugo-Haare bleiben erhalten und wachsen zu einem flaumigen Fell; manchmal auch lokalisiert auftretend (Hypertrichosis congenita).
Hirsutismus	Bei Frauen vorkommende verstärkte, dem männlichen Typ entsprechende Sexual-, Körper- und Gesichtsbehaarung, evtl. zusammen mit einer androgenetischen Alopezie. Hirsutismus kann idiopathisch oder hormonell bedingt sein infolge - adrenaler Hyperaktivität (Hyperplasie der NNR oder Tumor) - ovarieller Mehrbildung von Androgenen in polyzystisch veränderten Ovarien oder aufgrund virilisierender Ovarialtumore.
Virilismus	Bei Virilismus treten noch weitere Zeichen einer Virilisierung hinzu ▶- Vermännlichung der sekundären Geschlechtsmerkmale mit Rückbildung der weiblichen Merkmale - Bartwuchs ▶- tiefe Stimme - Klitorishypertrophie - männliche Körperproportionen

FOLLIKULITIS (17.1.5)
Bakterielle Follikulitis (siehe 3.2)
Mykotische Follikulitis (siehe 4.1)

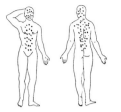

SEBORRHOE (18.1.1)

Symptomatik	Erhöhte Talgdrüsenproduktion und -sekretion: öliges oder ölig-schuppendes Haar, spiegelnder Fettfilm im Gesicht;
	oft gleichzeitiges Auftreten von
	- Hyperhidrosis an Händen, Füßen und in den Achselhöhlen - vegetativer Dystonie - funktionellen Durchblutungsstörungen (Akrozyanose, Cutis marmorata)(20.1.5)
	Außerdem ist Seborrhoe Symptom bei folgenden Erkrankungen
	- Acne vulgaris (18.1.2) - seborrhoisches Ekzem (7.1.3) - Rosacea (12.1.3)
Komplikationen	Seborrhoische Haut ist ein guter Nährboden für Bakterien und Pilze.
Therapie und Pflege	Nie durch zu intensives Entfetten die Talgdrüsenproduktion zu stark anregen!
	Reduktion von tierischen und pflanzlichen Fetten in der Nahrung!
	Behaarter Kopf: Waschen mit antiseborrhoischen, keratolytischen, desinfizierenden und östrogenhaltigen Lösungen.
	Gesicht und Körper: Waschen mit alkalifreien Seifen, außerdem Keratolytika und Antiseborrhoika (z. B. schwefelhaltige Puder).

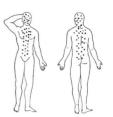

SEBOSTASE (18.1.1)

Symptomatik

Verminderte Talgdrüsenproduktion und -sekretion: trockene und schuppende Haut, die meist zu Juckreiz neigt.

Mit zunehmendem Alter Verschlechterung!

Symptom bei

- endogenem Ekzem (7.1.2)
- Ichthyosis vulgaris (1.1.)

Komplikationen

Als Folge der Exsikkation können Ekzeme entstehen.

Therapie und Pflege

Fettende Salben und rückfettende Badezusätze

AKNE-ERKRANKUNGEN (18.1.2)

Unter dem Begriff der 'Akne' werden multifaktorielle Erkrankungen mit unterschiedlicher Beteiligung der Talgdrüsen beschrieben, die teils endogen (Acne vulgaris), teils exogen
(Berufsakne und medikamentöse Akne) entstehen.

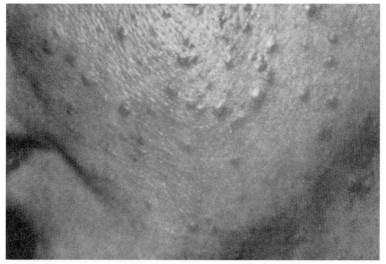

Entnommen aus „Praktische Dermatologie"
von Dr. F. Daniel und Dr. W. Müller
mit freundlicher Genehmigung der Fa. Byk-Essex

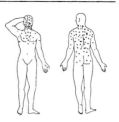

ACNE VULGARIS (18.1.2)
(Pubertätsakne)

Die Akne vulgaris tritt während der Pubertät auf und klingt
meist mit 25 - 30 Jahren wieder ab. Eine genetisch bedingte
Disposition kann als sicher angenommen werden.

Dispositions-   ▶1. Übermäßige Sekretion der Talgdrüsen
faktoren   (Seborrhoe) infolge gestörten Gleich-
               gewichtes in der Pubertät.

2. Übermäßige Verhornung der Talgdrüsen-
ausführungsgänge (follikuläre Hyperkeratose); im Tierexperiment bewirkt
Talg eine übermäßige Verhornung der
Follikel.

3. Gastrointestinale Störungen (Säure-
Mangel, Enzym-Mangel, Dysbakterie,
Gährungsfäulnis-Dyspepsie, Leber-Galle-
Störungen).

Entwicklung   Infolge der Hyperkeratose bei gleichzeiti-
Symptomatik   ger starker Talgsekretion stockt der Abfluß
Verlauf   des Talgs mit Talgstau als Folge. Hornlamel-
len und eingeschlossener Talg weiten das
Follikelinfundibulum aus. Es kommt zur Er-
weiterung der Pore und zum bekannten Bild
des offenen Komedo (Mitesser), der sich auf
▶Druck entleert (ACNE COMEDONICA).

Bleibt der Ausführungsgang verstopft, so
resultiert daraus eine zunehmende Auftrei-
bung der weitersezernierenden Talgdrüse.
Es entstehen weißliche Talgretentionszysten
(ACNE CYSTICA).

Meist entwickelt sich zusätzlich eine peri-
follikuläre Entzündung

- durch Bakterien (speziell Staphylokokken)
- abakteriell (Fremdkörperreaktion des Bindegewebes auf die bei der Zersetzung des
Talges durch Corynebacterium acnes (Pro-
pionibacterium acnes) entstandenen freien
Fettsäuren,

wobei gerötete, druckschmerzhafte Knötchen
entstehen (ACNE PAPULOSA), die eitrig ein-
▶schmelzen (ACNE PUSTULOSA).

Erstreckt sich der Prozeß mehr in die Tiefe des Follikels, so entstehen kleine, abszedierene Knoten und Zysten (ACNE NODULO-CYSTICA ≙ ACNE INDURATA) oder, bei phlegmonöser Ausbreitung, flächenhafte, karbunkelähnliche, derbe Infiltrate und rot-bläuliche Wulstbildungen (ACNE CONGLOBATA) ♂♀, weniger im Gesicht als auf Brust, Rücken, Schultern, Gesäß und Armen.

Meist findet man alle Effloreszenzstadien nebeneinander.

Nach Entleerung des Eiters und Resorption der Infiltrate beginnt das Stadium der Heilung. Oberflächliche Pusteln heilen ohne Narben ab, während ausgedehnte und tiefer gelegene Einschmelzungen deutliche Narben hinterlassen. Insbesondere bei der Acne conglobata kann es zu störenden Keloidbildungen kommen.

Prämenstruell findet sich bei 80 % der weiblichen Patienten eine ausgeprägte Exazerbation einer bestehenden Akne (Prämenstruell Akne), wobei sich plötzlich auftretende, schmerzhafte, entzündliche Knoten an Kinn und seitlicher Wangenregion entwickeln. Gleichzeitig klagen die Patientinnen auch über übermäßiges Fetten der Haare.

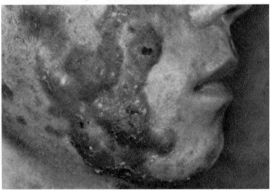

Narbenkeloide bei Z.n.Akne

Entnommen aus „Praktische Dermatologie"
von Dr. F. Daniel und Dr. W. Müller
mit freundlicher Genehmigung der Fa. Byk-Essex

Therapie

Vitamin-A-Säure: Gegenüber den früher in
der Akne-Behandlung angewandten keratoly-
tischen Substanzen wie Salicylsäure, Schwefel, Resorcin hat sich die Therapie mit
Vitamin-A-Säure als weit überlegen gezeigt:
Anregung der normalen Mitosetätigkeit an
den keratinisierenden Epithelien und gleich-
zeitige Hemmung der Keratinproduktion. Zu
Beginn der Behandlung treten oft Juckreiz,
Erytheme, Ödeme und Schuppungen auf, die
durch mechanische Entfernung der Komedonen-
pfröpfe wesentlich abgeschwächt werden können. Die Erscheinungen klingen nach einigen
Wochen wieder ab.

Benzolylperoxid (BP): vor allem indiziert
bei entzündlichen Akne-Läsionen, während
bestehende Komedonen nur langsam beeinflußt
werden. Man vermutet einen bakteriostatischen
Effekt.

Antibiotika: Lokale Anwendung von Tetrazyk-
linen (cave: Sensibilisierung) und Erythromycin. In schweren Fällen systemische Tetra-
▶ zyklinbehandlung. Eine gute Wirkung zeigt
auch Clindamycinphosphat, sollte aber nicht
gegeben werden, da auch bei Lokalbehandlung
durch starke Resorption Kolitisentwicklungen
beobachtet wurden.

Hormone: Lokale Anwendung östrogenhaltiger
Externa. Die systemische Anwendung stellt
einen bedeutenden Eingriff dar und muß
schweren Fällen vorbehalten werden.

Pflege und Allgemeines: Zur Reinigung einer
Akne-Haut empfehlen sich milchartige Emul-
sionen und alkoholarme Tonika. Eine Akne-
Toilette mit mechanischer Entfernung der
Komedonen und Pusteln nach kamillehaltigen
Gesichtsdampfbädern sollte regelmäßig durch-
geführt werden. Nach Möglichkeit kein Make-
up. Günstig wirken sich auch Sonne und ein
Urlaub am Meer aus.

Diät: Der Beweis diätischer Einflüsse konnte
bisher nicht erbracht werden, obwohl wiederholt Nahrungsmittel als provozierende Faktoren angeführt werden.

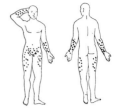

BERUFSAKNE (18.1.2)

Dispositions- faktoren	- Schmieröle (Ölakne) - Chlorphenole (Chlorakne) - Perchlornaphthalein (Perna-Krankheit) - Teerstoffe (Teerakne ≘ Acne picea)
Entwicklung Symptomatik Verlauf	Durch Einatmung oder äußeren Kontakt mit dem Berufsstoff kommt es zu einer folli- kulären Hyperkeratose, ohne daß eine Se- borrhoe vorausgeht ('trockene Akne'). An Stellen, an denen die Kleidung mit dem betreffenden Stoff durchtränkt ist und Kon- takt mit der Haut hat, entsteht das poly- morphe Krankheitsbild einer Komedonenakne: pechschwarze Komedonen, Papeln, Pusteln und Furunkel. Diese Form der Akne kann über Monate und Jahre weiterbestehen und ist äußerst therapieresistent.
Therapie	- Noxe ausschalten - feucht-warme Kompressen - Schälen der Haut mit Vitamin-A-Säure - UV-Licht

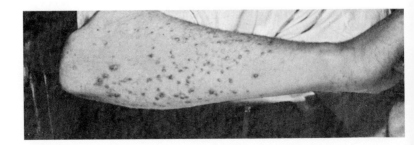

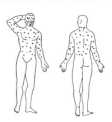

MEDIKAMENTÖSE AKNE (18.1.2)
(Acne medicamentosa)

Dispositions-faktoren	Akneideforme Eruptionen werden als seltene Nebenwirkung bei systemischer oder lokaler Applikation verschiedener Arzneimittel und Chemikalien beobachtet:

- Kortikoide (Steroidakne)
- Bromide und Jodid (Halogenakne)
- Androgenpräparate
- Tetrazykline
- Isonikotinsäurehydrazid
- Sedativa
- Antiepileptika
- Vitamin B_6 und B_{12}
- ungereinigte Salbengrundlagen

Entwicklung Symptomatik Verlauf	Wie bei der Acne vulgaris handelt es sich um eine follikuläre Hyperkeratose, wobei allerdings Seborrhoe nicht Voraussetzung zu sein braucht.

Charakterisitsch ist ein monomorphes klinisches Krankheitsbild, das aus kuppelförmigen, roten follikulären Papeln besteht, die sich auffallend rasch entwickeln. Komedonen sind selten und dann meist erst wesentlich später zu beobachten. Zysten fehlen.

Bei der Halogenakne finden sich häufig blaurote, großknotige Bromoderme, wobei vor allem bei der Bromakne mit einem besonders hartnäckigen Verlauf zu rechnen ist.

Betroffen sind meist Patienten jenseits der Pubertät mit positiver Akneanamnese.

Therapie	Absetzen des Medikaments - falls möglich -, sonst wie bei Acne vulgaris

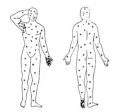

HYPERHIDROSIS (18.1.4)

Krankhaft vermehrte Schweißsekretion, oft im Zusammenhang mit Seborrhoe (18.1) oder Akrozyanose (20.1.5), die universell am ganzen Körper oder lokalisiert an Händen, Füßen und Achselhöhlen auftritt.

Symptomatik   Universelle Hyperhidrose bei

- Stoffwechselerkrankungen
  (Diabetes mellitus, Adipositas)
- hormonellen Störungen und Umstellungen
  (Hyperthyreose, Schwangerschaft, Menopause
- Fieber und Infektionskrankheiten
  (Tuberkulose, Brucellose, Malaria)
- funktionelle Durchblutungsstörungen
  (Akrozyanose)
- emotionale Faktoren
  (psychische Erregung, Angst)

Lokalisierte Hyperhidrose bei

- intensiv geistiger Tätigkeit oder starker
  Konzentration auf eine manuelle Arbeit
- nach Aufnahme bestimmter Nahrungsmittel
  (gustatorisches Schwitzen)
- Gehirntumoren und Störungen des vegeta-
  tiven Nervensystems (meist asymmetrische
  Hyperhidrosis)
- Hauterkrankungen wie Keratoma palmoplantae

Komplikationen   Eine andauernde verstärkte Schweißabsonde-
                            rung führt zur Mazeration der Haut, wodurch
                            bakterielle und mykotische Sekundärinfek-
                            tionen begünstigt werden.

Bedeutung   Berücksichtigung bei der Berufswahl!

Therapie   Eine Beseitigung des Grundleidens ist auf
                            alle Fälle anzustreben.

                            Luftdurchlässige Kleidung und Schuhe aus
                            Naturfaser, bei starkem Fußschweiß formalin-
                            haltige Puder (Sensibilisierungen sind be-
                            obachtet worden) oder Bäder mit Eichenrinde,
                            Tannolact, Kaliumpermanganat.

                            Intern haben sich Salbeiextrakte und zen-
                            traldämpfende Mittel wie Bellergal bewährt.
                            Elektrogalvanische Therapie

HYPOHIDROSE (18.1.4)

Häufig in Zusammenhang mit Sebostase!

Symptomatik | Krankhaft verminderte Sekretion der ekkrinen Schweißdrüsen infolge starken Wasserverlustes durch

- Diarrhoen
- Polyurien
- Verbrennungen
- Operationen,

aber auch als Symptom bei

- Myxödem
- Metallvergiftungen
- Ichthyosis vulgaris
- endogenem Ekzem
- seborrhoischem Ekzem
- Sjögren-Syndrom
- Akrodermatitis atrophicans
- Arzneimittelexanthemen
- Psoriasis vulgaris
- Erythrodermien
- Lichen ruber planus
- progressive Sklerodermie
- Lupus erythematodes
- Miliaria
- Retikulosen

Mit zunehmendem Alter kommt es zur physiologischen Hypohidrosis.

Therapie | Schwer beeinflußbar!
Reichlich Flüssigkeit, wenig Kochsalz.

Versuche mit Diaphoretika (schweißtreibende Mittel) wie Pilocarpin, Flieder- und Lindenblütentee.

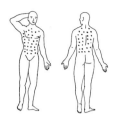

MILIARIA (18.1.4)
(Sudamina)
(Schweißfrieseln)
(Lichen tropicus)
('prickly heat')

Symptomatik

Schweißretention aufgrund eines keratoti-
schen Verschlusses der ekkrinen Schweiß-
drüsenporen, der ursächlich eine Quellung
der Hornschicht infolge starken Schwitzens
zugrunde liegt. Der Schweiß kann sich nicht
mehr nach außen entleeren und dringt in das
umgebende Epithel ein, wodurch es zur Bläschenbildung kommt.

Betroffen sind vor allem Menschen mit un-
trainierten Schweißdrüsen ('Europäer in den
Tropen')

MILIARIA CRISTALLINA

Disseminiert auftretende, stecknadelkopfgroße, wasserhelle Bläschen auf sonst unveränderter Haut, häufig in Zusammenhang
mit Infektionskrankheiten bei 'kritischem
Schwitzen', vor allem unter fiebersenkender
Therapie.

MILIARIA RUBRA
(Roter Hund der Seeleute)

Disseminiert und meist symmetrisch auftretende, kleinste rote Flecke, Knötchen und
Bläschen, die sich zu Pusteln und großflächigen Erosionen entwickeln können.
Die Miliaria rubra tritt häufig bei See-
leuten auf.

Komplikationen

Sekundärinfektionen mit Bakterien und
Pilzen (Candida).

Therapie

- Zink-Lotion mit Kortikosteroid-Zusatz
- Regulation der Umgebungstemperatur
- Starkes Schwitzen vermeiden.

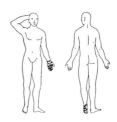

DYSHIDROSIS (18.1.5)
(Dyshidrotische Eruptionen)
(Dishydrotisches Ekzem)

Ursache

Polyätiologische Reaktionsform der Haut aufgrund von Sensibilisierungsvorgängen in Zusammenhang mit

- Pilzen (Mykid!) (in 2/3 der Fälle)
  (Dyshidrose als pilztoxische Id-Reaktion)
- Bakterien (Bakterid!)   Bakterid!
  (Dyshidrose bei fokalen Infektionen)
- Arzneimitteln
  (Dyshidrose bei Arzneimittelexanthem)
- Kontaktallergenen
  (Dyshidrose bei Kontaktekzemen)

Außerdem kennt man sogenannte idiopathische
Dyshidrosen, die vorwiegend auftreten bei

- feucht-warmer Witterung
- vegetativer Stigmatisation
- Verschiebung des Flüssigkeitsstoffwechsel
- Inhalationsallergenen

Symptomatik

Zahlreiche gruppiert angeordnete, sagokorn-
artige, prall gefüllte, juckende Bläschen
auf sonst reaktionsloser Haut.

Die Bläschen können eintrocknen oder unter
lamellenartiger Schuppung abheilen, aber
auch erodieren und zu größeren Flächen konfluieren, wobei es zu Sekundärinfektionen
mit Bakterien und Hefen kommen kann.

Großbullige Maximalvarianten nennt man an
den Händen Chiropompholyx und an den Füßen
Podopompholyx.

Therapie

Desinfizierende feuchte Umschläge und in
schweren Fällen Kortikosteroide.

Nach Möglichkeit Beseitigung der Ursache.

PANNIKULITIS (19.1.1)

Pannikulitiden sind Entzündungen des Unterhautfettgewebes mit
meist unklarer Ätiologie, die mit Knotenbildungen einhergehen.

Klinisch sind die nachfolgenden Formen zu unterscheiden.

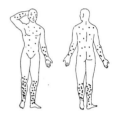

1. PANNICULITIS NODULARIS NON SUPPURATIVA
   eitrig
   (Pfeifer-Weber-Christian-Syndrom)

   ♀♂

   Meist bei jüngeren Frauen schubweises Auftreten subkutan
   gelegener kugelig-knotiger oder plattenartiger Infiltrationen, die häufig fisteln und eine blutig-seröse Flüssigkeit entleeren.

   Abheilung unter Hinterlassen von lipatrophischen Dellen
   und Narben.

   Charakteristisch ist gleichzeitiges Auftreten von Fieber,
   myalgisch-neuralgischen Beschwerden und allgemeiner Adynie.

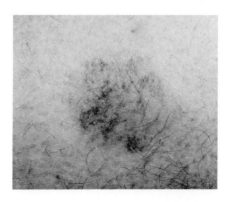

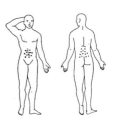

2. PANNIKULITIS BEI PANKREASERKRANKUNGEN

Meist sind ältere Männer betroffen.

Die Hautsymptomatik ist die gleiche wie bei der Panniculitis nodularis non suppurativa. Es handelt sich hier um erythematöse Fettnekrosen infolge entzündlicher Veränderungen von ektopischem Pankreasgewebe oder Tumoren der Pankreasregion.

Außerdem polyarthritisähnliche Gelenkschwellungen.

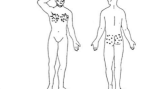

3. KÄLTE-PANNIKULITIS

♀♂

Tritt meist bei adipösen Frauen oder bei Säuglingen und Kleinkindern an Kinn und Wangen auf.

Wenige Stunden bis einige Tage nach Kälteexposition entstehen schmerzhafte, subkutan gelegene Knoten. Bleiben weitere Kälteexpositionen aus, heilt die Pannikulitis narbeifrei ab.

Bei den Säuglingen erlischt die pannikulitische Disposition in der Regel um das 2. Lebensjahr.

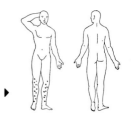

ERYTHEMA NODOSUM (19.1.2)
(Knotenrose)

♀♂

Ursachen bzw. auslösende Faktoren	▶ Polyätiologische kutan-subkutane Hautreaktion wahrscheinlich aufgrund von Sensibilisierungsvorgängen gegen Bakterienantigene.

- bei Erwachsenen meist Streptokokken
- bei Kindern meist Tuberkelbakterien

Als weitere mögliche Ursache für die Auslösung kommen Arzneimittel, vor allem Sulfonamide, in Frage.

In 20 % der Fälle tritt das Erythema nodosum zusammen mit einem Erythema exsudativum multiforme (siehe 7.1.7) auf.

Erythema nodosum: untere Körperhälfte
Erythema exsudativum multiforme: obere Körperhälfte.

Grundkrankheiten

Bei folgenden Krankheiten tritt ein Erythema nodosum auf:

- Geschlechtskrankheiten
- septische Infektionen
  (vor allem Strepto- und Staphylokokken)
- Rheumatisches Fieber
- Dermatomykosen
- Morbus Boeck (siehe 13.1.1)
▶ Löffgren-Syndrom: Erythema nodosum
                   bihiliäre Adenopathie
                   Gelenkschmerzen

Symptomatik

Innerhalb weniger Tage entwickeln sich entzündliche, unscharf begrenzte bis zu münzgroße, leicht das Hautniveau überragende Knoten von teigig derber Konsistenz, die äußerst druckschmerzhaft sind. Die darüberliegende Haut ist zunächst hellrot, später livide und nimmt dann durch abgebautes Hämoglobin einen gelbgrünen Farbton an.

Außerdem Fieber, Adynie und Gelenkbeschwerden.

Verlauf

Die Knoten treten schubweise über mehrere Wochen auf. Rückbildung innerhalb von 2 - 3 Wochen.

Therapie   - Bettruhe und Hochlagerung der Beine
              - feuchte Umschläge
              - später Verbände mit infiltratresorbieren-
                den Zusätzen (Hirudoid, Ichthyol-Vaseline)
              - in schweren Fällen Kortikoide

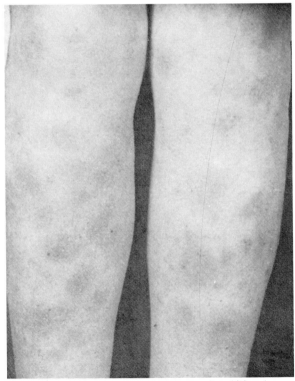

Original-Farbabbildung s. Anhang Abb. 25

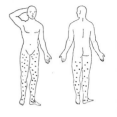

CHRONISCH-VENÖSE INSUFFIZIENZ (20.1.1)
(Postthrombotisches Syndrom)
(Status postphlebiticus)

Konstitutionelle und akzidentelle Ursachen	Unter 'chronisch-venöser Insuffizienz' werden Störungen des venösen Rücktransportes im Beinbereich zusammengefaßt. Als Ursachen kommen dafür in Frage

- mechanische Behinderung des venösen Rückstroms durch Kompression, Verschluß oder Verlegung der tiefen Beinvenen infolge thrombotischer Vorgänge (postthrombotisches Syndrom ≙ Status postphlebiticus).

- Insuffizienz der Venenklappen, die normalerweise einen Rückfluß des venösen Blutes verhindern,
  a) durch thrombotische Vorgänge
  b) durch Dehnung des Klappenansatzringes bis zur Schlußunfähigkeit bei starker Gefäßerweiterung

Sekundäre Varizen

Ist der venöse Abfluß in den tiefen Venen beeinträchtigt, strömt das venöse Blut durch die Vv. perforantes (Verbindungsvenen zwischen tiefem und oberflächlichem Venensystem) in die oberflächlichen Venen, die sich kompensatorisch erweitern (Kollateralkreislauf). Diese, die sonst nur zu etwa einem zehnten Teil am venösen Rückstrom beteiligt sind, übernehmen jetzt die Funktion der tiefen Venen. Da sie den zusätzlichen Blutrückstrom auf die Dauer jedoch nicht zu bewältigen vermögen, kommt es zur Ausweitung und Schlängelung der oberflächlichen Venen (sekundäre Varizen) mit resultierender Klappeninsuffizienz. Sind mehrere Venen betroffen, spricht man von Varikosis.

▶ Der erhöhte Venendruck bewirkt ferner eine Verminderung der Flüssigkeitsrückresorption (u. U. auch aufgrund insuffizienter Vv. perforantes) im venösen Schenkel der Kapillaren (Ödeme) und eine Schädigung der Kapillarwände mit Austritt zellulärer Elemente und chronischer Entzündung von Haut und Unterhaut, was bevorzugt an Unterschenkel und Knöchel zu Ödemen und trophischen Hautveränderungen bis zum Ulcus cruris führen kann (variköser Symptomenkomplex).

Primäre
Varizen

Von diesen sekundären oder symptomatischen Varizen sind die primären (idiopathischen) Varizen abzugrenzen, die meist aufgrund

- angeborener Bindegewebsschwäche, häufig in Zusammenhang mit Senk-, Spreitz- und Knickfuß entstehen, oder durch

- hormonelle Faktoren (Schwangerschaft, Pille) und

- statische Faktoren (langes Stehen)

begünstigt werden.

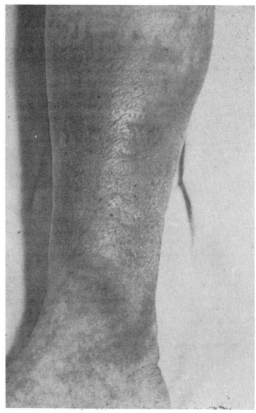

Entnommen aus „Praktische Dermatologie"
von Dr. F. Daniel und Dr. W. Müller
mit freundlicher Genehmigung der Fa. Byk-Essex

Folgen

Stadium I: Im Bereich der kronenartig para-
plantar verlaufenden oberflächlichen Fuß-
venen kommt es zu
- Stauungsflecken und
- sternförmigen Venektasien
  (Corona phlebectatica paraplantaris)

Stadium II: Venöse Hypertension und Kapil-
larschädigung führen zu folgenden Haut-
veränderungen
▶ - Ödeme
- Stauungskatarrh (Ausfluß der Ödemflüssig-
  keit aus der entzündlich veränderten Haut)
▶ - Stauungsdermatitis (ekzemartige Verände-
  rungen der Haut)
- Pachydermie (verdickte papillomatöse
  Fibrose)
▶ - Dermatosklerose (harte, atrophische Haut-
  veränderung aufgrund des eiweißreichen
  Exudats des Stauungsödems)
- Purpura jaune d'ocre (fleckige Pigment-
  veränderungen durch Hämosiderin)
▶ - Atrophie blanche ≙ Capillaritis alba
  (weißliche, depigmentierte, münzgroße
  Atrophien der Haut, die zentral ulzerieren
  können).

Stadium III: Durch kleine Verletzungen oder
Infekte der nur mehr wenig widerstandsfähi-
gen Haut kommt es - meist knapp hinter dem
medialen Knöchel - zum
- Ulcus cruris, einem scharf begrenzten,
  schmerzfreien bis hochdolenten Geschwür.

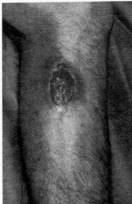

Original-Farbabbildung s. Anhang Abb. 21

Entnommen aus „Praktische Dermatologie"
von Dr. F. Daniel und Dr. W. Müller
mit freundlicher Genehmigung der Fa. Byk-Essex

Möglichkeiten
der
Diagnostik

PERTHESSCHER TEST

Untersuchungsziel: Nachweis der Durchgängig-
keit des tiefen Venensystems.

Durchführung: Der Patient steht. Abschnürung
der oberflächlichen Venen unterhalb des
Knies. Der Patient geht umher (Betätigung
der Wadenpumpe).

Tiefes Venensystem intakt: Entleerung der
Varizen distal der Staubinde.

Verschluß des tiefen Venensystems: Varizen
bleiben gefüllt, da keine Abflußmöglichkeit.

TRENDLENBURGSCHER TEST

Untersuchungsziel: Nachweis einer Klappeninsuffizienz der oberflächlichen Venen.

Durchführung: Der Patient liegt mit hochge-
lagerten Beinen. Die oberflächlichen Venen
werden proximal ausgestrichen,und am Ober-
schenkel wird eine Staubinde angelegt. Der
Patient steht auf.

Intakte oberflächliche Venenklappen: Aus-
bleiben der Füllung.

Insuffiziente Venenklappen: Langsames Füllen
von distal, bei Lösen der Staubinde schnel-
les Füllen von proximal.

PHLEBOGRAPHIE

Untersuchungsziel: Lokalisation eines Verschlusses der tiefen Venen.

Durchführung: Kontrastmittel wird in die
V. dorsalis pedis injiziert. Verfolgung des
Kontrastmittels im Durchleuchtungsschirm.

DOPPLER-ULTRA-SCHALL-METHODE

Untersuchungsziel: Nachweis von Verschlüssen
tiefer Venen und insuffizienter Vv. perforantes.

Prinzip: Strömende Blutkörperchen reflektie-
ren Ultraschallwellen, wobei die Frequenz-
differenz zwischen emittierter und reflek-
tierter Welle als atemabhängiges Geräusch
wahrgenommen wird. Bei Verschluß der tiefen
Venen proximal von der Meßstelle ist das
Geräusch nicht mehr atemabhängig sondern
kontinuierlich.

Therapie

1. Normalisierung des Blutrückstroms

   - Gehen und Hochlagerung der Beine als
     allgemeine Prophylaxe
   - Kompressionsbehandlung mit Gummi-
     strumpf oder Zinkleimverband

2. Behandlung der Varizen

   - chirurgisches Stripping
     Indikation: primäre Varizen
     Kontraindikation: insuffizientes
     tiefes Venensystem

   - Verödung (Sklerosierung)
     Indikation: kleinere sekundäre Varizen,
     vor allem oberhalb von Ulzera, aufgrund
     von insuffizienten Venen.
     Kontraindikation: insuffizientes tiefes
     Venensystem, Ödeme, akute Thrombophle-
     bitiden, allgemeine Entzündungsvorgänge,
     Gravidität (zumindest in der ersten
     Hälfte), hohes Alter).

3. Behandlung der Hautveränderungen

   Ulcus cruris:

   - Reinigung mit feuchten Umschlägen
   - Abdauung mit Fermentpräparaten
   - Anregung der Granulation durch 'schwar-
     ze Salbe' oder Beschneidung der Wund-
     ränder.
   - Abdeckung der Umgebung mit Zinkpaste
   - evtl. chirurgisch-plastische Deckung
     des Ulcus

Prognose

Bei Schwangerschaftsvarizen kann häufig
die spontane Rückbildung abgewartet werden.

Ulzera haben eine schlechte Heilungstendenz
bei längerem Bestehen ist die Gefahr einer
malignen Entartung gegeben.

Häufig sind Sekundärinfektionen mit Pilzen
und Bakterien.

THROMBOPHLEBITIS UND PHLEBOTHROMBOSE (20.1.2)

Wegen der Verschiedenheit von Symptomen, Komplikationen und
Therapie trennt man die

- 'oberflächliche Thrombophlebitis' der epifaszialen Venen
  (primär entzündlicher Prozeß), der eine Thrombenbildung
  induzieren kann) von der

- 'tiefen Thrombophlebitis' (Phlebothrombose) der tiefen Venen
  (thrombotischer Venenverschluß mit evtl. entzündlicher Mit-
  reaktion der Gefäßwand).

OBERFLÄCHLICHE THROMBOPHLEBITIS (20.1.2)

Ursachen	1. Strömungsverlangsamung und Wandverände- rungen der oberflächlichen Venen (siehe auch Varikosis (20.1.1) 2. Traumatisch nach Injektion oder längerem Verweil von Infusionskathetern 3. Innere Tumoren (Thrombophlebitis migrans)
Klinisches Bild	Der meist als verhärteter Strang tastbare und entzündete Venenabschnitt und seine un- mittelbare Umgebung sind gerötet, überwärmt und druckempfindlich, leichte bis intensive Schmerzempfindung, Bildung von Adhäsions- thromben (weiße Thromben), dadurch partiel- ler oder totaler Verschluß des Gefäßlumens, was jedoch meist keine nennenswerten Folgen für die Gesamtzirkulation hat.
Therapie	- Umschläge mit Alkohol oder Ichthyolwasser - Schmerzbekämpfung (Antiphlogistika) - Strömungsbeschleunigung durch Umhergehen- lassen des Patienten, nachts Hochlagern der Beine, Kompressionsstrumpf. - Antikoagulantiengabe, wenn der Patient nicht mobilisiert werden kann.
Prognose	Oberflächliche Thrombophlebitiden heilen meist innerhalb weniger Tage ab unter Hin- terlassung verhärteter pigmentierter Stränge. Auch bei Ausfall längerer epifaszialer Venen- abschnitte resultiert keine wesentliche Sta- se. Durch die länger dauernden entzündlichen Prozesse kann es jedoch zur Klappeninsuffi- zienz kommen und zum Übergreifen der ober- flächlichen Thrombophlebitis auf die tiefen Venen (bei bettlägerigen Patienten häufig unbemerkt). Im Gegensatz zur tiefen Thrombo- phlebitis ist eine Lungenembolie extrem sel- ten.

PHLEBOTHROMBOSE (20.1.2)
('tiefe Thrombophlebitis)

Ursachen	Man unterscheidet zwei unterschiedliche Entstehungsmechanismen:

- Übergreifen einer oberflächlichen Thrombophlebitis auf das tiefe Venensystem und Anlagerung eines weißen Adhäsionsthrombus aufgrund der entzündlichen Veränderungen.

- Bildung eines roten Gerinnungsthrombus durch Gefäßläsion, Strömungsverlangsamung und Hyperkoagulabilität. Häufiges Auftreten in der postpartalen, postinfektiösen und postnekrotischen (Herzinfarkt) Phase.

Klinisches
Bild

Uncharakteristische Allgemeinerscheinungen wie Fieber, Schüttelfrost und schneller Puls.

Lokale Symptome sind teigige Schwellung, Steigerung der Hauttemperatur, Rötungen und Zyanose, Spannungsgefühl und auslösbarer Schmerz bei

- Druck auf die Fußsohle
  (Payrscher Druckpunkt)
- Zusammendrücken der Wade
- Druck entlang der hinteren Tibiakante
- Dorsalflexion des Fußes bei gestrecktem
  Knie (Homannsches Zeichen).

Sekundär bildet sich häufig eine Entzündung der Venenwand als Reaktion auf den Thrombus aus.

Therapie

- Absolute Bettruhe und Hochlagern der Beine
- Kompressionsverband
- Thrombolysebehandlung (Fibrinolytika)
- Antikoagulantientherapie
- chirurgisches Entfernen des Thrombus

Prognose

Es setzt eine baldige bindegewebige Organisation und Teilrekanalisation des Thrombus mit Zerstörung des Klappenapparates und Ausbildung oberflächlicher Kollateralvenen (sekundäre Varizen) ein. Aufgrund des ausgebildeten Kollateralkreislaufs kommt es im Gegensatz zu arteriellen Thrombosen selten zur Gangrän, wohl aber zu venösen Rückstauungserscheinungen (postthrombotisches Syndrom (siehe 20.1.1). Wegen der Thromboseschrumpfung zwischen dem 8. und 11. Tag besteht die Gefahr der Ablösung des Thrombus (Embolie), die lebensgefährlich wird, wenn er zum arteriellen Verschluß der Pulmonalarterien führt (Lungenembolie).

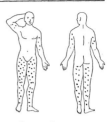

ARTERIELLE VERSCHLUSSKRANKHEITEN (20.1.3)

Es fallen hierunter krankhafte Gefäßprozesse aufgrund

- chronischer Lumeneinengung mit allmählichem Verschluß
  (Arteriosklerose, entzündliche Prozesse)

- akuten Lumenverschlusses
  (Thrombose, Embolie)

Häufig sind die Extremitäten betroffen.

Klinisches Bild	**Stadium I:** Keine Funktionseinschränkung! Das Blutvolumen reich noch für Belastungen aus, jedoch Kälte und Blässe der Haut, Schwere der Extremität.
	Stadium II: Belastungsschmerz! Das für eine Belastung nötige Blutvolumen reicht nicht mehr aus (Claudicatio intermittens).
	Stadium III: Ruheschmerz! und zunehmender Schmerz bei Hochlagerung der Extremität, fehlende Fußpulse. Das restliche Blutvolumen liegt unter dem Gewebebedarf: vor allem im distalen Fußbereich entstehen Fissuren und Blasen.
	Stadium IV: Nekrosen! Ulzerationen (Mal perforans) und gangränose Veränderungen, da nicht mehr genügend Blut zur Gewebeerhaltung vorhanden ist. Starke, oft unbeeinflußbare Schmerzen.
Therapie	In Stadium I und II genügen prophylaktische Maßnahmen wie Ausschaltung begünstigender Faktoren (Nikotin, Hyperlipidämie) und Bewegungstraining.
	In Stadium III und IV Ruhigstellung und Tieflagerung der betroffenen Extremität. Außerdem thrombolytische und antiphlogistische Behandlung, Verbesserung der Hautdurchblutung mit Nikotinsäure-Präparaten und Antibiotika zur Vermeidung von Sekundärinfektionen, chirurgische Maßnahmen (Beseitigung der Stenose, in schweren Fällen Amputation).

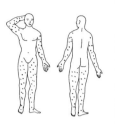

VASCULITIS ALLERGICA (20.1.4)
(Arteriolitis allergica)
(Vasculitis hyperergica cutis)

Ätiologie und Pathogenese	Allergisch-hypergische Reaktion der kleinen Gefäße des Coriums, die durch - Medikamente wie Sulfonamide, Penicillin, Barbiturate, Phenylbutazon oder - streptogene Infektionen der oberen Atemwege ausgelöst werden kann. Die Gefäßwand wird im Sinne einer fibrinoiden Nekrose geschädigt: 1. Endothelschwellung 2. Erythrozytendiapedese 3. Leukozytenzerfall (Leukoklasie)
Klinisches Bild	Klinisch sind drei Typen zu unterscheiden: Hämorrhagischer Typ: entspricht dem Krankheitsbild der Purpura SCHÖNLEIN-HENOCH (anaphylaktoide Purpura), symmetrische Purpura, die mit allgemeinem Krankheitsgefühl, Petechien, Hämorrhagien und Gelenkbeteiligung (Purpura rheumatica) einhergehen kann. Papulo-nekrotischer Typ: entzündlich gerötete oder livide Papeln mit späteren zentralen Nekrosen. Narbige Abheilung. Polymorph-nodulärer Typ: Purpura mit Quaddeln und Knötchen.
Therapie	Ausschaltung der schädigenden Noxe bzw. Fokussanierung. Systemische Gabe von Kortikosteroiden.

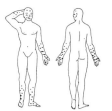

AKROZYANOSE (20.1.5)

Ursachen	Vegetative Dysregulation bzw. Störung des vasokonstriktorischen Gleichgewichts, meist in der Pubertät auftretend: Eine Vasokonstriktion der Arteriolen geht mit gleichzeitiger Vasodilatation der Venolen einher (spastisch-atonischer Symptomenkomplex). Häufig tritt eine Akrozyanose auch im Zusammenhang mit Herzfehlern, hypophysär-hypothalamischer Dysregulation, ovariellen Störungen und Anorexia nervosa auf.
Klinisches Bild	Rötlich-livide, meist fleckförmige Verfärbung der Haut, oft mit teigiger Schwellung. Nach Anämisierung der betroffenen Areale bemerkt man eine verzögerte Gefäßfüllung von außen nach innen (Irisblendenphänomen). Charakteristisch ist ferner ein in der Blautönung gelegener, zinnoberroter oder anämischer Fleck (Biersche Flecke). Die Patienten sind stark kälteempfindlich und neigen zu Hyperhidrosis als Zeichen gesteigerter nervaler Erregbarkeit.
Therapie	Schlecht beeinflußbar! In Frage kommen hyperämisierende Maßnahmen wie Sport, Wechselbäder, Sauna, Unterwasser- und Bindegewebsmassage.
Prognose	In der Regel Rückbildung um das 20. bis 25. Lebensjahr. Präklimakterisch kann noch einmal eine Verstärkung erfolgen. Die betroffenen Hautstellen sind besonders anfällig für Pernionen, Verrucae vulgares, Mykosen und Ekzeme.

Frostbeulen

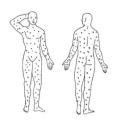

CUTIS MARMORATA (20.1.5)
(Livedo reticularis)

Ursachen

Arteriolenspasmus und Erweiterung der
Venolen aufgrund von vegetativer Dys-
regulation, häufig zusammen mit einer
Akrozyanose, aber auch bei allgemeiner
Hypoxie oder Lues connata.

Klinisches
Bild

Netzförmige, livide Hautverfärbung und
Abkühlung der Haut.

Therapie

Hyperämisierende Maßnahmen wie bei Akrozyanose.

Prognose

Die Marmorierung verliert sich meist nach
längerer Erwärmung der Haut.

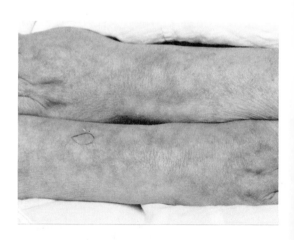

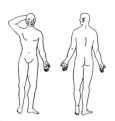

RAYNAUDSCHE KRANKHEIT (20.1.5)
(Morbus Raynaud)

♀♂

Ursachen	Gesteigerter Sympathikustonus mit einhergehenden paroxysmalen Spasmen der Digitalarterien. Auslösende Faktoren können sowohl Kälte als auch psychischer Streß sein. Häufig sind Frauen zwischen 20 und 40 Jahren betroffen.
Klinisches Bild	I. Phase: (lokale Synkope) Ein oder mehrere Finger erblassen, Schmerzen, Parästhesien
	II. Phase: (lokale Asphyxie) Blau-rot-Verbärbung der entsprechenden Areale.
	III. Phase: (Hyperämie) Hellrot-Verfärbung mit anschließendem Übergang in das normale Hautkolorit.
Verlauf und Prognose	Die Anfälle dauern Minuten bis Tage und treten immer häufiger auf. Sie sind zunächst reversibel, im Laufe der Zeit können jedoch trophische Veränderungen und Nekrosen an den Fingerkuppen auftreten.
	Oft geht ein Morbus Raynaud einer Sklerodermie voraus.
Therapie	Wärme und Gefäßregulation trainieren! Außerdem Schutz vor Kälte und Rauchverbot. Vasodilatatoren und in schweren Fällen Sympathikusblockade.

RAYNAUD-SYNDROM (20.1.5)

Zahlreiche Erkrankungen führen zu Raynaud-ähnlichen Bildern:

Haut	Sklerodermie, Erythematodes
Gefäße	Arteriosklerose, Endangiitis obliterans
Muskeln	Schultergürtel-Affektionen, Skalenus-Syndrom
Nervensystem	Neuritis, Syringomyelie
Blut	Morbus Waldenström, Polycythaemia vera Kryoglobulinämie
Intoxikationen	Ergotamin, Polyvinylchlorid

HERPES LABIALIS (21.1.1)

Pathogenese   Entsteht als Rezidiv einer Herpes-Erst-
                     infektion (Herpes-simplex-Virus, Typ I)

                     - endogen nach bestimmten Provokationen
                       (UV-Strahlen, Fieber, Menstruation)

                     - Tröpfchen- oder Schmierinfektion
                       (Küssen, Trinken an fremden Gläsern)

Klinisches   Gruppiert angeordnete Bläschen auf ery-
Bild   thematösem Grund, die später eitrig ein-
                     schmelzen und krustig eintrocknen.

                     Vergrößerte und druckschmerzhafte Lymph-
                     knoten.

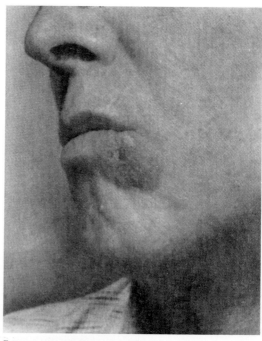

Entnommen aus „Praktische Dermatologie"
von Dr. F. Daniel und Dr. W. Müller
mit freundlicher Genehmigung der Fa. Byk-Essex

LIPPENEKZEM (21.1.1)

Pathogenese   Allergie vom Spättyp (Immunreaktion Typ IV)

                   Als Ekzematogene wirken

                   - Lippenstift
                   - Zahnpasta
                   - Nahrungsmittelbestandteile
                   - Konservierungsmittel
                   - Rauchwaren

Klinisches   Erythematöses Ödem mit Papeln und Vesikeln;
Bild   bei chronischem Verlauf Schuppen und Rhaga-
                   denbildung. Im Prinzip entspricht es dem
                   Kontaktekzem anderer Hautpartien (7.1.1).

                   Oft starker Juckreiz!

GINGIVOSTOMATITIS HERPETICA (21.1.2)
(Stomatitis aphthosa)

Pathogenese

Häufigste klinische Manifestation einer
Erstinfektion mit Herpes-simplex-Virus
Typ I (siehe auch 2.4.1), die vorwiegend
▶ Kleinkinder befällt.

Klinisches
Bild

Nach 2 - 7tägiger Inkubationszeit bilden
▶ sich auf der geröteten und schmerzhaft geschwollenen Mundschleimhaut schubweise
20 - 50 Bläschen mit grau-weiß-gelblichem
Belag.

Ausbreitung der Läsionen auf die Umgebung
des Mundes ist möglich.

Des weiteren Foetor ex ore, vermehrter
▶ Speichelfluß, Lymphknotenschwellung, Fieber
Abgeschlagenheit und Erbrechen.

▶ Abheilung innerhalb von 7 - 20 Tagen.

CANDIDA-STOMATITIS (21.1.2)

Pathogenese

Infektion mit pathogenen Candida-Arten (vorwiegend Candida albicans) bei Störungen des mikrobiellen Gleichgewichts (siehe auch 4.1.2)

Klinisches Bild

Fleckenförmige, leicht brennende Erytheme mit mäßig festhaftenden, weißlichen Belägen (rasenartiges Aussehen). Beim Versuch des Abwischens kommt es zu leichten Blutungen.

Häufig befallen sind auch die Mundwinkel (Candida-Perlèche ≙ Cheilitis angularis) und die Zunge.

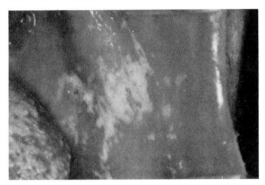

Entnommen aus „Praktische Dermatologie"
von Dr. F. Daniel und Dr. W. Müller
mit freundlicher Genehmigung der Fa. Byk-Essex

APHTHEN (21.1.3)
(Habituelle Aphthen)

Klinisches   Stecknadelkopf- bis linsengroße, rundlich-
Bild   ovale Effloreszenzen, vor allem an den Um-
                schlagstellen der Mundschleimhaut, mit gelb-
                grau-weißen, fibrinösen Belägen und schmalem,
                stark gerötetem, ödematösem Randsaum.

                Äußerst schmerzhaft, vor allem beim Essen!

                Die oft chronisch rezidivierenden Aphthen
                gehören zu den häufigsten Läsionen der Mund-
                schleimhaut. Im Gegensatz zu den aphthösen
                Effloreszenzen der Gingivostomatitis herpe-
                tica (siehe 21.1.2) sind sie nicht infektiös
                und selten mit mehr als 2 - 5 Elementen ver-
                treten.

Therapie   Lokalbehandlung mit leicht adstringierenden
                Lösungen, ggf. Ätzbehandlung mit Chromsäure.

                Meiden bestimmter Nahrungsmittel, die Aphthen
                auslösen können, wie ungeschälte Walnüsse,
                Zitrusfrüchte, Tomaten, Schweinefleisch,
                Gewürze.

                Beseitigung konditionierender Grundkrank-
                heiten wie Magen-Darm- und Zyklusstörungen.

                Verbesserung der Abwehrfunktion durch
                γ-Globuline und Vitamin C.

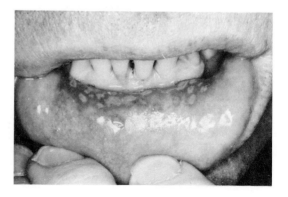

LINGUA GEOGRAPHICA (21.1.4)
(Landkartenzunge)
(Exfoliatio areata linguae)
(Exfoliatio areata dolorosa)

Klinisches Bild	Unterschiedliche Herde fehlenden Zungenbelags von weißlichem Randsaum umgeben, die ihre Gestalt von Tag zu Tag ändern können (Wanderplaques) und der Zunge ein landkartenartiges Aussehen verleihen.
Bedeutung	Die Erkrankung ist harmlos; gelegentlich kann leichtes Zungenbrennen auftreten.
	Anazidität, Gastritiden und nutritive Faktoren können beim Entstehen eine Rolle spielen.
	Wichtig ist die differentialdiagnostische Abgrenzung gegenüber der bei perniziöser Anämie auftretenden Möller-Hunterschen Glossitis (siehe auch 21.1.6).

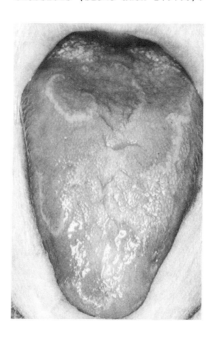

SCHWARZE HAARZUNGE (21.1.4)
(Lingua nigra pilosa)
(Lingua villosa nigra)

Ätiologie   Polyätiologische Erkrankung unterschied-
                          lichster Ursache

                          - keratoplastische chemische Reize wie
                            Nikotin, H_2O_2-Spülungen
                          - Ernährungsstörungen
                            (z. B. Nikotinsäureamid-Mangel)
                          - Medikamente wie Sulfonamide oder anti-
                            biotikahaltige Lutschtabletten
                          - Bakterien, Pilze
                          - manchmal bei Diabetes mellitus

Klinisches   Verlängerte, hyperplastische Papillen,
Bild   die durch zunehmende Verhornung ein dunk-
                          les Aussehen erhalten.

                          Bevorzugt werden die mittleren Zungen-
                          abschnitte befallen.

                          Kaum Beschwerden!

SCHLEIMHAUTVERÄNDERUNGEN BEI HAUTERKRANKUNGEN (21.1.5)

Gleichzeitiger oder isolierter Befall der Mundschleimhaut bei

- Lichen ruber (siehe 12.1.1)
- Sklerodermie (siehe 13.1.2)
- systemischem Erythematodes (siehe 8.1.2)
- Pemphigus vulgaris (siehe 8.1.1)
- Erythema exsudativum multiforme (siehe 7.1.7)

SCHLEIMHAUTVERÄNDERUNGEN BEI EISENMANGEL (21.1.6)

Fahle Blässe von Haut und Schleimhäuten.

Der Zungenrücken ist atrophisch und im Vergleich zur blassen Rachenschleimhaut auffällig gerötet. Außerdem besteht Zungenbrennen.

Tiefe, entzündliche Rhagaden der Mundwinkel, die ebenfalls mit der Blässe der Mundumgebung in starkem Kontrast stehen.

Schluckbeschwerden aufgrund feiner Einziehungen unterhalb des Kilianischen Ösophagusmundes, die ringförmig vorspringenden Schleimhautfalten entsprechen.

Die Trias 'Glossitis, Mundwinkelrhagaden, Schluckbeschwerden' wird auch als Plummer-Vinson-Syndrom bezeichnet.

Bei Eisenmangel können ferner auch Haarausfall und Brüchigkeit der Fingernägel bestehen.

SCHLEIMHAUTVERÄNDERUNGEN BEI PERNIZIÖSER ANÄMIE (21.1.6)

Blaßgelbe Hautfarbe und aufgedunsenes Gesicht.

Charakteristische Zungenveränderungen (Möller-Huntersche Glossitis): Nebeneinander von entzündlichen, infiltrativen Rötungen und breitstreifigen Graufärbungen aufgrund von Spasmen der terminalen Gefäße.

Es kommt zur Degeneration der Zungenpapillen mit Atrophie der gesamten Schleimhaut.

Bei forciertem Herausstrecken der Zunge bilden sich flüchtige, angiospastisch bedingte Abblassungen, die wellenförmig über den Zungenrücken ziehen.

Die vasomotorische Dysfunktion ist ebenso wie das bei der Möller-Hunterschen Glossitis vorhandene Zungenbrennen ein Ausdruck der durch die Vitamin-B_{12}-Avitaminose hervorgerufene Stoffwechselstörung des Nervensystems.

SCHLEIMHAUTVERÄNDERUNGEN BEI LEBERERKRANKUNGEN (21.1.6)
(siehe 10.1.5)

EPULIS (21.1.7)

Ätiologische   Vom intraalveolären Teil des Paradentiums
Faktoren   ausgehende fibromatöse Granulationsge-
                    schwulst, die angeboren sein kann, aber
                    meist infolge dauernder Reizung des Zahn-
                    fleisches durch Prothesen, Zahnfüllungen,
                    kariöse Zähne und Zahnreste entsteht.

Symptomatik   Kirschgroßer, blutreicher, weicher oder
                    auch derber, meist am Zahnfleischrand ge-
                    stielt aufsitzender Tumor, der oft leicht
                    blutet.

Therapie   - Chirurgische Exzision zusammen mit
                      dem Desmodont
                    - Abfräsung des Knochens
                    - evtl. Extraktion der Nachbarzähne

                    Rezidivneigung!

CHEILITIS ACTINICA (21.1.7)

♂♀

Ätiologische Faktoren	Sonnenlicht Tabakrauchen
Symptomatik	Variante der aktinischen Keratose (14.4.), die fast ausschließlich die Unterlippe bei Männern befällt.
Therapie	Operative Entfernung, evtl. durch Curettage oder Abschleifen.

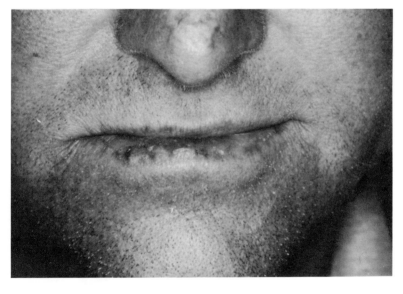

LEUKOPLAKIEN (21.1.7)
(siehe 14.4)

LIPPEN- UND ZUNGENKARZINOME (21.1.7)
(siehe 14.5.3)

ANALEKZEM (22)

Ursachen   Entzündliche Prozesse in der Perianal-
Pathogenese   region aufgrund von

                      - Hämorrhoiden
                      - Marisken
                      - Oxyuren
                      - Mykosen
                      - Enteritiden
                      - Kontaktallergie

Klinisches   Infiltriertes, meist scharf begrenztes
Bild   perianales Erythem mit nässenden oder
                      sogar blutenden Erosionen und Rhagaden.

                      Es besteht starker Juckreiz!

Diagnostik   Anamnese
                      klinischer Befund

Prognose   Zu chronischem Verlauf neigend.
                      In diesem Stadium zeigt das Ekzem eine
                      starke Lichenifikation.

Therapie   - Schonende Reinigung (Syndets)
                      - Vioform-Zinköl
                      - Ursache beseitigen
                      - Kortikosteroide nur vorübergehend,
                        da nach einer längeren Anwendung oft
                        Verschlechterung beobachtet wurde.

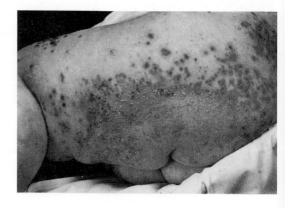

MARISKEN (22)

Ursachen Pathogenese	Meist Überbleibsel von früheren perianalen Thrombosen
Klinisches Bild	▶Hypertrophische, schlaffe Analfalten, die halb aus Schleimhaut, halb aus Haut bestehen. Im Gegensatz zu äußeren Hämor- rhoiden füllen sie sich beim Pressen nicht mit Blut.
Diagnostik	Anamnese Inspektion des äußeren Analbereiches mit Pressen und Sphinkterkontraktion
Prognose	Mariske können als faltenreiche 'Kot- fänger' Analekzem und Pruritus provo- zieren.
Therapie	Abtragen mit elektrischer Schlinge.

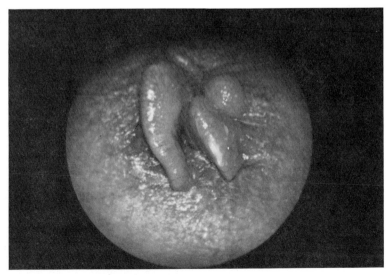

Original-Farbabbildung s. Anhang Abb. 26

ANALFISSUR (22)

Ursachen Pathogenese	- Pressen beim Stuhlgang - perianale Thrombosen - Hämorrhoiden
Klinisches Bild	Longitudinaler Einriß der Haut und Schleimhaut des Analrings bis zur Musku- latur (meist bei 6.00 Uhr), der oft sekundär infiziert ist und sich zu einem reiskorngroßen, äußerst schmerzhaften Geschwür entwickelt. In manchen Fällen ist die Fissur hinter einer Mariske verborgen (Vorpostenfalte) Starke Beeinträchtigung des Allgemein- befindens (Defäkationsangst).
Diagnostik	- Anamnese (Defäkationsangst) - Palpation und Inspektion in Lokal- anaesthesie - Rektoskopie
Prognose	Schlechte Heilungstendenz. Kann zur Fistelbildung führen.

Therapie	- Versuch der konservativen Behandlung
	  mit anaesthesierenden Salben und Sitz-
	  bädern
	- Behutsame Dehnung des Spinkters in
	  Narkose
	- Submuköse, laterale Sphinkterotomie

PERIANALE THROMBOSE (22)

Ursachen
Pathogenese

Perianale Thrombosen entstehen wahrscheinlich als Folge innerer Hämorrhoiden und
werden ausgelöst durch

- Verstopfung
- Durchfälle
- Heben schwerer Gegenstände
- Unterkühlung

Klinisches
Bild

Plötzlicher schmerzhafter Beginn mit zunehmendem Druck und Spannungsgefühl im
Analbereich. Am äußeren Analrand findet
sich ein derber bläulich-schwarzer Knoten
mit erheblichen entzündlichen Infiltrationen.

Diagnostik

Anamnese
Inspektion und Palpation

Prognose

Durch Sekundärinfektionen können Anal-
fissuren und Fistelbildungen entstehen.

Therapie

▶Stichinzision und Entleerung des Thrombus.
Anschließend antibiotische und desinfizierende Externa. Druckverband und Kontrolle in den nächsten Tagen.

Erfolgt keine Stichinzision, bleibt meist
eine Mariske zurück.

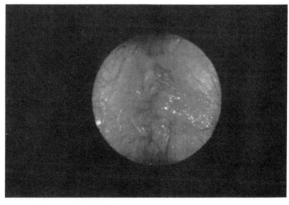

Original-Farbabbildung s. Anhang Abb. 27

HÄMORRHOIDEN (22)

Man unterscheidet äußere Hämorrhoiden (Stauung und Dehnung
subkutaner Venen ≙ Varizen der Vv. anales) (linkes Bild) und
innere Hämorrhoiden (Hyperplasie des arteriellen submukösen
Schwellkörpers). Die intermediären Hämorrhoiden (rechtes Bild)
zwischen äußerem und innerem Gefäßplexus werden meist den inneren Hämorrhoiden zugeordnet.

Ursachen	- Konstitutionelle Bindegewebsschwäche - Blutstauung durch Abflußbehinderung in- folge sitzender Lebensweise, Gravidität, Tumore im kleinen Becken, Prostataödem - Ernährung: scharfe Gewürze, fettreiche Nahrung, Alkohol - Obstipation und Laxantienabusus
Klinisches Bild	Äußere Hämorrhoiden: Schmerzhafter, prall gespannter, nicht verschiebbarer, bläu- licher Knoten, der meist spontan nach An- strengung aus einer geplatzten perianalen Vene entsteht. Innere Hämorrhoiden: Hellrote, nicht schmerzhafte, weiche Knoten bei 3, 7 oder 11 Uhr. Später fibrotische Umwandlung in seltener blutende, aber schmerzhaftere Knoten.
Diagnostik	Inspektion und Palpation. Durch Rektoskopie und Irrigoskopie immer ein Karzinom ausschließen.
Prognose	Durch die ständige Irritation aufgrund der mechanischen Reizung können Anal- fissuren oder Analekzeme entstehen.
Therapie	- Lokale Anwendung von Antiphlogistika, Adstringentien und Lokalanaesthetika - Analhygiene mit Waschungen (Syndets statt Toilettenpapier) und Analduschen - Für geregelte Verdauung sorgen durch vegetative Stabilisierung (Sport)

Irrigoskopie = röntgenol. Darstellung d. Dickdarms durch Kontrasteinlauf

POLYPEN (22)
(Polypöse Adenome)
(Dickdarm-Adenome)

Vorkommen bei 7 - 10 % der Bevölkerung.

Klinisches Bild	Etwa erbsgroße, gestielte, weißliche Knoten im Dickdarm von derber Konsistenz, die nur geringe Beschwerden verursachen.
	Gestielte Polypen, die in der Nähe des analen Schließmuskels liegen, können nach außen prolabieren.
Diagnostik	Erste Symptome sind rektale Blut- und Schleimabgänge.
	Im Rektum und unteren Sigma rektoskopischer Nachweis, im übrigen Dickdarm röntgenologischer und koloskopischer Nachweis.
Prognose	Tendenz zu maligner Entartung (6 - 7 %).
	Bei den villösen Adenomen (rasenartig wuchernde Sonderform, die fast ausschließlich in Sigma und Rektum vorkommt) liegt die Entartungsrate bei 30 %.
	Die seltene familiäre Polyposis (dominant heterozygot), bei der Colon und Rektum mit zahlreichen Polypen unterschiedlicher Größe übersät sind, gehört zu den obligaten Präkanzerosen. Die maligne Entartung kann bereits zwischen dem 10. und 15. Lebensjahr beginnen, nach dem 30. Lebensjahr ist sie so gut wie sicher.
Therapie	Alle endoskopisch erreichbaren, gestielten und nicht zu breitbasig aufsitzenden gutartigen Polypen des Rektum und Kolon können mittels Endoskop abgetragen werden. Endoskopisch nicht erreichbare oder als nicht ausreichend sicher entfernbare Polypen von mehr als 1,5 cm Durchmesser sollten operativ beseitigt werden.
	Villöse Adenome müssen durch eine sicher in die gesunde Schleimhaut reichende Mukosektomie entfernt werden.
	Die Therapie der familiären Polyposis besteht in einer frühzeitigen totalen Kolektomie mit endständigem Anus praeter.

CONDYLOMATA ACUMINATA (siehe 2.2)
CONDYLOMATA LATA (siehe 25.1.1)

REKTUM-KARZINOM (22)
(Adenokarzinom)

Bis zu 60 % aller Kolon-Karzinome sind Rektum-Karzinome,
bevorzugt sind Personen zwischen 50 und 70 Jahren betroffen.

Ursachen Pathogenese	Umweltfaktoren und Ernährungsweise dürften von besonderer Bedeutung sein. So besteht ein deutlicher Zusammenhang zwischen Lebensstandard und Häufigkeit von Rektumkarzinomen. In Ländern mit häufigem Vorkommen werden mehr Fett und schlackenarme Kost mit einem hohen Anteil von Zucker gegessen. In Ländern mit schlacken- und zellulosereicher Kost sind Adenokarzinome seltener.

Prädisponierend sind

- familiäre Polyposis
- einzelne Polypen, insbesondere
- villöse Adenome
- Ruhr
- Colitis ulcerosa nach mehr als 10jähriger
  Dauer, seltener Morbus Crohn

Klinisches Bild	Anfangs Symptome eines latenten Hämorrhoidalleidens mit Blut- und Schleimabgang, Wechsel von Durchfällen und Verstopfung (paradoxe Diarrhoe). Die Beschwerden werden allmählich stärker. Es gibt keine beschwerdefreien Perioden wie bei Hämorrhoiden.
Diagnostik	Inspektion Digitale Austastung Endoskopie Probeexzision Kontrastdarstellung
Prognose	Wesentliche Bedeutung kommt der Früherkennung zu. In diesem Stadium beträgt die 5-Jahres-Rezidivfreiheit nach Operation 70 - 80 %.
Therapie	siehe Lehrbücher der Chirurgie

ANALKARZINOM (22)

Ursachen Pathogenese	Das Analkarzinom nimmt seinen Ausgangspunkt vom Plattenepithel und ist daher in seiner Ausbreitung an den Analkanal gebunden.
Klinisches Bild	Flächig ausgebreiteter Tumor, der meist nur geringfügige Beschwerden verursacht. Oft wird er mit älteren, bindegewebig umgewandelten Hämorrhoidalknoten verwechselt. Rektaler Blutabgang fehlt fast völlig. Kleinere Analkarzinome verusachen keine Schmerzen, selbst nicht bei Defäkation. Größere Karzinome können das Gefühl eines Fremdkörpers hervorrufen und durch Behinderung des vollständigen Sphinkterschlusses zu Austritt von Darmschleim führen.
Diagnostik	Anamnese (Wäscheverschmutzung) Klinisches Bild und Proktoskopie Probeexzision bei Verdacht Tastbare Lymphknoten
Prognose	Frühzeitige Metastasierung in die regionären Lymphknoten und in die Lunge. Die Prognose ist wegen der geringen Symptomatik und der raschen Metastasierung schlechter als beim Rektum-Karzinom.
Therapie	- Lokale Exzision bei kleineren Tumoren - Bei größeren Analkarzinomen sakrale Amputation des Mastdarms, falls keine Fernmetastasen vorhanden. - Entfernung der paraproktischen und inguinalen Lymphknoten - Regelmäßige Nachkontrollen

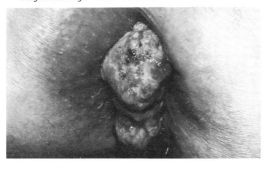

BALANITIS EROSIVA (23.1.1)

Ursachen   Saprophytäre Keime, die unter bestimmten
                            Bedingungen (Smegma, zu enge Vorhaut)
                            virulent werden.

                            Bei der Balanitis ulcerosa und Balanitis
                            gangraenosa sind die im Vorhautraum vor-
                            kommenden Spirillen und fusiformen Bak-
                            terien zusätzlich von ätiologischer Be-
                            deutung.

Symptomatik   Anfangs kleine, grau-weiße Beläge und
                            flache Bläschen, die sich zu runden,
                            kräftig roten, nässenden Herden weiter-
                            entwickeln und Glans und Präputium ein
                            landkartenartiges Aussehen verleihen
                            (Balanitis erosiva circinata). Aus den
                            nässenden Erosionen entleert sich ein
                            übel riechender Eiter.

                            Bei fortschreitendem Prozeß kommt es
                            zu Ulzerationen (Balanitis ulcerosa)
                            und gangränösen Flächen (Balanitis
                            gangraenosa).

                            Schwellung der regionären Lymphknoten.
                            Meist erhöhte Temperatur.

DD   Ulcus molle
                            Morbus Reiter

Therapie   - Kalium-Permanganat-Waschungen und
                              -Umschläge
                            - antibakterielle Salben und Puder

                            Bei Balanitis ulcerosa und gangraenosa
                            systemische Gabe von Breitbandantibiotika.

BALANITIS UND VULVOVAGINITIS HERPETICA (23.1.1)
(Herpes genitalis)

Ursachen	Herpes-Virus, Typ II
Symptomatik	Auf einem dem Herpes häufig vorausgehenden, ödematös durchtränkten Erythem entwickeln sich stecknadelkopf- bis pfefferkorngroße Bläschen in gruppierter Anordnung. Durch Einwanderung von Leukozyten trübt sich der anfangs wasserklare Inhalt.
	Nach Platzen der Bläschen bilden sich kreisrunde Erosionen, die von einem schmalen Epithelsaum umgeben sind.
	Häufig Brennen und Juckreiz, neuralgische Beschwerden, Temperaturanstieg und Schwellung der regionären Lymphknoten.
DD	Syphilis I Ulcus molle
Therapie	- Lokale antiseptische Maßnahmen - Versuch mit Viru-Merz-Serol oder Virunguent-P-Salbe *Aciclovir?* - Immunisationsbehandlung mit abgetöteter Herpes-Typ-II-Vakzine (Lupidon 6)

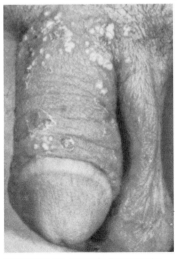

Entnommen aus „Praktische Dermatologie"
von Dr. F. Daniel und Dr. W. Müller
mit freundlicher Genehmigung der Fa. Byk-Essex

BALANITIS UND VULVOVAGINITIS CANDIDAMYCETICA (23.1.1)
(Soor-Balanitis und Soor-Vulvovaginitis)

Ursachen   Hefepilz-Arten,
                        vorwiegend Candida albicans

                        Begünstigend wirken

                      ▶ - Diabetes mellitus
                        - längere Behandlung mit Antibiotika
                        - Glukokortikoide und Zytostatika
                        - hormonale Kontrazeptiva

Symptomatik   Leicht entfernbare, flächenhafte, grau-
                        weiße Beläge (Soor-Rasen) auf entzündlich
                        gerötetem, meist geschwollenem Grund.

                        Weißlicher, geruchloser Fluor!
                        Starker Juckreiz!

DD   Bakterielle Infektionen
                        Trichomonaden-Infektionen (siehe 25.1.5)

Therapie   - Lokale Behandlung beider Partner mit
                          Nystatin (Moronal-Salbe)
                        - Bei Rezidiven zusätzlich systemische
                          Anwendung von Nystatin (Moronal-Dragées)

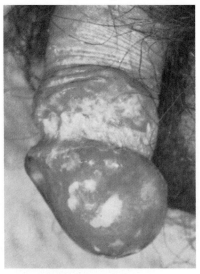

Entnommen aus „Praktische Dermatologie"
von Dr. F. Daniel und Dr. W. Müller
mit freundlicher Genehmigung der Fa. Byk-Essex

BAKTERIELLE VULVOVAGINITIS (23.1.1)

Ursachen   Die akute Vulvovaginitis kann durch
                          folgende Bakterien hervorgerufen werden

                          - Staphylokokken
                          - Streptokokken
                          - Kolibakterien
                          - Enterokokken
                          - Bacteroides
                          - fusiforme Bakterien
                          - Haemophilus vaginalis
                          - Proteus
                          - Plaut-Vincent-Bakterien
                          - Diphtherie-Bakterien
                          - Pseudomonas aeruginosa
                          - Aerobacter aerogenes
                          - Klebsiellen
                          - Mykoplasmen

                          Voraussetzung für den schädigenden Ein-
                          fluß der Bakterien sind meist mechanische,
                          chemische oder thermische Insulte des
                          Scheidenepithels sowie Veränderungen der
                          Scheidenbiologie (Östrogenmangel im Kli-
                          makterium, Verschiebungen des pH-Wertes
                          in den alkalischen Bereich).

Symptomatik   Schwellung und Rötung, mit gelb-grünlichem,
                          eitrigen Fluor einhergehend. Manchmal fin-
                          den sich papulöse Effloreszenzen. Sind
                          tiefere Gewebsschichten betroffen, kommt
                          es zu Phlegmonen, Abszessen oder Gangrän.

DD   Trichomonaden-Infektion (siehe 25.1.5)
                          Soor-Infektion

Therapie   Die Behandlung setzt eine sorgfältige
                          Diagnose einschließlich Erregertest voraus.
                          Die besten Behandlungserfolge wurden mit
                          einer sogenannten 2-Phasen-Therapie er-
                          reicht:

                          In der 1. Phase Vernichtung der Erreger
                          durch Desinfizientien und Antibiotika.

                          In der 2. Phase Wiederherstellung der
                          normalen Scheidenbiologie durch Verab-
                          reichung von Milchzucker (Borax) und Östro-
                          genen, damit sich wieder eine Döderlein-
                          Flora und damit das normale saure Scheiden-
                          milieu entwickeln kann, das gegen pathogene
                          Keime wiederstandsfähig macht.

KRAUROSIS VULVAE ET PENIS (23.1.2)
♀♂

Die Krankheit ist identisch mit Lichen sclerosus et atrophicus
(siehe 13.1.3)

Symptomatik   Es handelt sich um einen atrophischen
                              Schrumpfungsprozeß der Vulva-Schleimhaut
                              bzw. der Glans penis und des Präputiums.

                              Die Schleimhaut ist trocken und erscheint
                              weißlich, bei Vorhandensein von Teleangi-
                              ektasien leicht rötlich.

                              Im Laufe der Erkrankung kommt es zu zu-
                              nehmender Schrumpfung von Vulva, einher-
                              gehend mit Verstreichung der Labien, bzw.
                              der Glans mit Funktionseinbußen

                              - verengter Vaginaleingang
                              - Verengung der Harnröhrenöffnung

                              Starker Juckreiz!
                              Durch Kratzen sekundär infizierte Epithel-
                              defekte.

                              ▶Bei chronischem Befall fakultative Prä-
                              kanzerose.

Therapie   Meist unbefriedigend!

                              - Versuche mit Vitamin A und E
                              - systemische und lokale Anwendung von
                                Östrogen und Kortikoiden
                              - Zirkumzision bei Sitz an der Vorhaut
                              - kaustische Abtragung bei Sitz an der
                                Glans penis

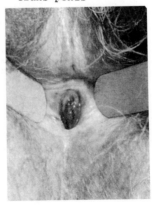

ERYTHROPLASIE (23.1.2)
(Erythroplasie QUEYRAT)
(Morbus Bowen der Schleimhaut)

Symptomatik   Scharf begrenzte, pfennig- bis handteller-
                       große Läsionen von glatter Oberfläche und
                       kräftig roter Färbung, meist an Glans
                       und Präputium vorkommend, seltener auch
                       an Vulva und Anus.
                       ▶ Fakultative Präkanzerose (Carcinoma in situ),
                       neigt früh zu Metastasenbildung!

Therapie   Exzision

INDURATIO PENIS PLASTICA (23.1.2)

Symptomatik   Bindegewebige Verdickungen und Verhärtun-
                       gen - wahrscheinlich aufgrund entzündlicher
                       Prozesse - , die von der Tunica albuginea
                       ausgehen und sich in das Corpus cavernosum
                       erstrecken.

                       Im weiteren Verlauf der Erkrankung kommt
                       es zu Schrumpfungsprozessen und Coitus-
                       beschwerden aufgrund unvollständiger Erek-
                       tion infolge Abknickens des erigierten
                       Penis (Impotentia coeundi).

Therapie   Unbefriedigend!

                       - Im frühen Stadium evtl. lokale Kortikoid-
                         Injektionen oder Hyaluronidase-Injektionen
                       - Röntgenweichstrahltherapie unter Gonaden-
                         schutz
                       - Vitamin E
                       - chirurgische Maßnahmen

GRUNDBEGRIFFE (24.1.1)

Bei der äußeren Behandlung von Hautkrankheiten verwendet man
Grundlagen (Trägerstoffe), deren Kombinationen und Zusatzstoffe (Wirkstoffe), die in die Grundlagen bzw. deren Kombinationen eingearbeitet werden.

Grundlagen   - feste Grundlagen (Puder)
(Trägerstoffe)   - flüssige Grundlagen (Wasser, Alkohol)
(Vehikel)   - fette Grundlagen (Salbe, Öl)

Kombinationen   - Paste
                        - Lotio
                        - Emulsion (Salbe, Creme)

Zusatzstoffe   - antibiotische Zusatzstoffe
(Wirkstoffe)   - antimykotische Zusatzstoffe
(Heilstoffe)   - desinfizierende Zusatzstoffe
                        - antiphlogistische Zusatzstoffe
                        - antipruriginöse Zusatzstoffe
                        - anaesthesierende Zusatzstoffe
                        - adstringierende Zusatzstoffe
                        - antiparasitäre Zusatzstoffe
                        - keratolytische Zusatzstoffe
                        - antiseborrhoische Zusatzstoffe

Die Grundlagen selbst entfalten oft schon eine therapeutische
Wirkung (Aufnahme von Sekret, Kühlung), so daß das Vorhanden-
sein eines differenten Wirkstoffes bei der Behandlung von
Dermatosen nicht obligat ist.

Sowohl von den Grundlagen als auch von den Wirkstoffe ist zu
erwarten, daß sie keine oder nur geringe sensibilisierende
Wirkung haben.

_Adstringentien: Verdichtung d. kolloidalen Gefüges durch
Reaktion m. Eiweiß d. obersten Gewebsschichten_

KOMBINATION DER GRUNDLAGEN (24.1.2)

Die verschiedenen Kombinationsmöglichkeiten der Grundlagen
sind aus dem nachfolgenden Phasendreieck ersichtlich:

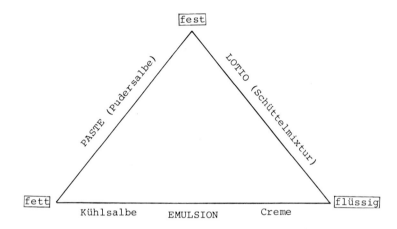

WAHL DER GRUNDLAGEN UND KOMBINATIONEN NACH HAUTTYP UND AKUITÄT
DER HAUTERKRANKUNGEN (24.1.4)

akute Entzündung mit nässender Hautoberfläche	feuchter Umschlag Lösung	FLÜSSIG
akute Entzündung mit nicht-nässender Hautoberfläche	Puder Lotio	FEST
subakute Entzündung	Paste Creme	FETT
chronische Entzündung	Salbe	

FESTE GRUNDSTOFFE (Puder)

Man verwendet als Basissubstanz meist Puder, in erster Linie
Zinkoxyd (Zincum oxydatum) und Talk (Talcum venetum), meist
zu gleichen Teilen gemischt.

Wirkung   - austrocknend durch verstärkten Flüssig-
                             keitsentzug von der Hautoberfläche

                           - kühlend durch Vergrößerung der Hautober-
                             fläche und damit bessere Abdunstung

                           - entzündungshemmend (und damit juckreiz-
                             stillend) durch die Abdunstungskälte, die
                             reflektorisch eine Engstellung der ent-
                             zündlich erweiterten Gefäße bewirkt.

                           - Ausschalten von Scheuereffekten

Indikation   Oberflächliche Entzündungen ohne Exsudation

Kontrakindikation   Trockene Haut
                           Erodierte, nässende und eiternde Prozesse,
                           da die Sekrete mit dem Puder verklumpen und
                           darunter Sekundärinfektionen schwelen können.

FLÜSSIGE GRUNDSTOFFE (Wasser, Alkohol)

Man verwendet in erster Linie Wasser und Alkohol.

Wirkung   - Lösen von Schuppen und Krusten

                        ▶ - entzündungslindernde Wirkung kalter Um-
                             schläge durch die entstehende Verdunstungs-
                             kälte (warme Umschläge wirken dagegen ent-
                             zündungsfördernd)

                        ▶ Cave: Ein feuchter Umschlag darf nicht luft-
                           dicht abgedeckt werden, da sonst ein Dunst-
                           verband mit entgegengesetzter Wirkung ent-
                           steht.

Indikation   ▶ Akute, nässende, blasige, krustige, erosive
                           Hautveränderungen

Kontraindikation   Keine Anwendung von Alkohol bei sehr trocke-
                           ner Haut.

FETTE GRUNDSTOFFE (Öle, Salben)

Man verwendet in erster Linie Vaseline, Lanolin und Schweine-
schmalz, außerdem synthetische Fette wie Carbowax und Poly-
äthylenglykol.

Wirkung	Mit einer aufgetragenen Fettschicht wird ein künstliches Spatium zwischen Fett- schicht und Haut geschaffen, was Ausdunstung und Wärmeabgabe behindert. Es kommt zu Se- kretdurchtränkung und Mazeration der Haut samt Auflagerungen, wodurch sich die Wirk- stoffe besser verteilen und leichter in die Tiefe dringen.
Indikation	Rückfettung trockener Haut Aufweichung von Krusten und Schuppen
Kontraindikation	Fette Haut Nässende Haut Akut entzündliche und gereizte Haut

PASTE (Pudersalbe)

Mischung meist zu gleichen Teilen aus festen und fetten Komponenten. Bei harten Pasten überwiegen die festen Bestand-
teile, bei weichen Pasten die fetten.

Wirkung	- kühlend und sekretaufsaugend (Puderwirkung) - abdeckend (Salbenwirkung)	
Indikation	Harte Paste:	fette Haut wenig nässende, subakute bis chronische Hauterkrankungen
	Weiche Paste:	trockene Haut nicht-exsudative, abheilende Prozesse
Kontraindikation	Stärker nässende Hautstellen Pyodermien Behaarte Gebiete	

LOTIO (Schüttelmixtur, Trockenpinselung, flüssiger Puder)

▶Aufschwemmung von Pudern in Wasser und Alkohol, die sich meist
zu 50 % aus festen und zu 50 % aus flüssigen Bestandteilen zu-
sammensetzt.

Wirkung	▶ Nach Auftragen auf die Haut verdunstet die Flüssigkeit, zurück bleibt der Puder. Gute Verteilung und Haftung!
Indikation	Salbenempfindliche, reizbare Haut. Oberflächliche trockene bis leicht nässende Dermatosen
Kontraindikation	Trockene Haut ▶ Stark nässende Dermatosen Tiefgreifende Prozesse Behaarte Stellen Skrotalherde

EMULSION (Kühlsalbe, Creme)

Mischung aus flüssigen und fetten Komponenten.
1. Kühlsalbe ≙ Wasser in Öl (Typ Butter)
2. Creme   ≙ Öl in Wasser (Typ Milch)

1. KÜHLSALBE (Emulsion mit Wasser in der Innenphase)

Wirkung	- kühlend durch langsames, nachhaltiges Abdunsten des Wassers - bei nässenden Dermatosen Aufnahme von Sekret, das ebenfalls verdunstet
Indikation	Trockene Haut Subakute, sezernierende Prozesse
Kontraind.	Nässende, akut entzündliche Prozesse

2. CREME (Emulsion mit Wasser in der Außenphase)

Wirkung	Rasches Abdunsten des Wassers und kurze Kühlwirkung
Indikation	Verwendung als Grundstoff bei indifferen-ter und fetter Haut
Kontraind.	Trockene Haut

ZUSATZSTOFFE UND INDIKATION (24.1.3/4)

Salicylsäure
- keratolytisch

Verwendung zur Erweichung und Ablösung von Schuppen und Hornmaterial

Cave: großflächige Anwendung kann zur toxischen Resorption führen.

Schwefel
In Konzentrationen bis zu 5 %
- verhornungsanregend und -normalisierend; in höheren Konzentrationen
- keratolytisch
- antiseborrhoisch
- antiparasitär

Farbstoffe
- antiseptisch und desinfizierend (Kaliumpermanganatlösung, Vioformlotio)
- antimykotisch (Solutio Castellani, Gentianaviolett)

Chemotherapeutika
- antibakteriell

Cave: Als Kunstfehler gilt die lokale Anwendung von Penicillin, da sie zu Sensibilisierungserscheinungen führt.

Kortikoide
- antiphlogistisch
- immunsuppressiv
- antiallergisch
- proliferationshemmend

Cave: starke Nebenwirkungen:
Resistenzminderung gegenüber Viren Bakterien und Pilzen,
Hautatrophien
Pigmentverschiebungen
Teleangiektasien
Komedonen und Aknepapeln
Hypertrichosen

Teere
- antiphlogistisch
- antiekzematös
- antipruriginös
- antiakanthotisch

Verwendung finden vor allem Steinkohlen- und Holzteere sowie Teer- und Schiefer- öle (Tumenol, Ichthyol).

Cave: photosensibilisierende und bei groß- flächiger Anwendung nierenschädigende Eigenschaften.

SYPHILIS (25.1.1)
(Lues)
(Harter Schanker)
(Lues venera)

Erreger

Treponema pallidum
(alter Name: Spirochäta pallida),
ein schlankes, spiralenförmiges Bakterium,
0,2 μm breit und 5 - 15 μm lang.

Erregernachweis

Dunkelfeldmikroskopie: Aus einem vergrößerten Lymphknoten oder aus der oberflächlichen
Primärläsion wird nach vorheriger Reinigung
und Pressen ein Reizserum gewonnen (Handschuhe tragen!), welches unter einer Ölim-
mersion mit Dunkelfeldbeleuchtung hell auf-
leuchtende Treponemen erkennen läßt, die
sich lebhaft durch Knickung und Rotation um
die eigene Achse fortbewegen.

Übertragungs-
modus

Lues acquisata: Die Infektion erfolgt in
der Regel durch genitalen Kontakt, wobei
kleinste, praktisch immer vorhandene Epi-
thelläsionen Voraussetzung sind.

Seltener sind Schmutz-, Schmier- (Trink-
geschirr, Handtücher, Badeschwämme) und
Berufsinfektionen (bei Pathologen, Chirur-
gen und Zahnärzten), da die Treponemen sehr
empfindlich gegen Luftsauerstoff und Austrocknen sind.

Lues connata: Intrauterine Infektion des
Foeten durch eine an Syphilis erkrankte
Mutter.

Klinisches
Bild
und
Verlauf

Man kann die Syphilis in drei Stadien
einteilen:

1. Stadium (LUES I)   (ca. 3 Wochen p.i.)
2. Stadium (LUES II)   (ca. 8 - 12 Wo. p.i.)
3. Stadium (LUES III) (ca. 3 - 5 Jahre p.i.)

Das 4. Stadium der Lues (LUES IV), durch
neurologische und psychiatrische Symptome
in Form von Tabes und Paralyse gekennzeichnet, wird auch Metalues genannt.

3 Wochen p.i.   LUES I

▶ Nach einer klinischen Latenz von ca. 3 Wochen post infectionem entsteht am Ort der Ansteckung eine etwa erbsgroße Papel, die erodiert und in etwa 50 % der Fälle nach 8 - 10 Tagen zu einem schmerzlosen Geschwür zefällt, früher aufgrund seiner harten Konsistenz 'Ulcus durum' genannt.

Gelegentlich findet sich auch eine erhebliche Schwellung, die als induratives Ödem bezeichnet wird.

Die Spirochäten breiten sich hämatogen und lymphogen im ganzen Körper aus (Spirochätose).

4 Wochen p.i.   ▶ Es kommt zur derben schmerzlosen Anschwellung der regionären Lymphknoten (Bubonen). Die Haut darüber ist verschieblich. Primäraffekt und Lymphknotenschwellung bilden zusammen den Primärkomplex.

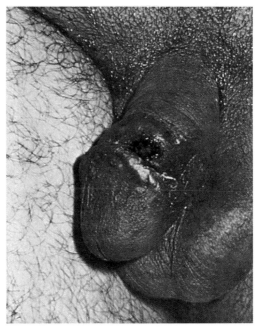

Original-Farbabbildung siehe Anhang Abb. 6

8 Wochen p.i.   LUES II

                       Nach ca. 8 Wochen p.i. kommt es zu Prodromal-
                       erscheinungen wie Fieber und Abgeschlagenheit,
                       einhergehend mit Milzschwellung und generali-
                       siertem Lymphknotenbefall (Polyskleradenitis).

10 Wochen p.i.   Eruption syphilitischer Exantheme, sogenannte
                       Syphilide, die durch großen Formenreichtum ge-
                       kennzeichnet sind und zahlreiche andere Haut-
                       krankheiten nachahmen können:

                       - makulöse Exantheme
                       - makulo-papulöse Exantheme
                       - papulöse Exantheme (in der Stirnregion als
                         Corona venera bezeichnet)
                       - palmo-plantare Syphilide
                       - pustulöse Exantheme

                       Gewisse Körperregionen werden bevorzugt be-
                       fallen, so Stamm, Bauch, Rücken und Beuge-
                       seiten der Extremitäten. Von differential-
                       diagnostischer Bedeutung ist, daß die lui-
                       schen Exantheme nicht jucken und daß sie auf
                       Sondendruck schmerzhaft sind.

12 Wochen p.i.   Schleimhautveränderungen wie
                       - Plaques muqueuses bzw. ophalines
                         (weißliche, durchsichtige Papeln)
                       - Angina syphilitica bzw. specifica
                         (zarte, milchig-weiße Beläge auf den
                         Tonsillen, hochkontagiös)
                       ▶ - Condylomata lata (hochkontagiöse, breit
                         aufsitzende Papeln in intertriginösen
                         Partien und Körperöffnungen).

                       Auch an inneren Organen können Veränderungen
                       auftreten, die jedoch meist weniger auffällig
                       sind.

20 Wochen p.i.   ▶ Alopecia syphilitica (unregelmäßiger, motten-
                       fraßähnlicher Haarausfall)

24 Wochen p.i.   ▶ Syphilitisches Leukoderm (depigmentierte
                       Hautbezirke, am Halsansatz nennt man sie
                       'Halsband der Venus').

                       Es kann in den weiteren Wochen zu Rezidiv-
                       Exanthemen kommen mit jedoch deutlich ab-
                       geschwächten Effloreszenzen.

Syphilis maligna   Ist die Resistenzlage des Patienten wesent-
                       lich herabgesetzt, so können sich Ulzera-
                       tionen entwickeln.

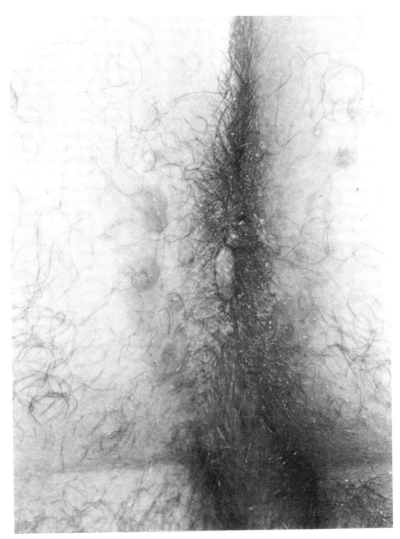

Condylomata lata

3 - 5 Jahre p.i.   LUES III

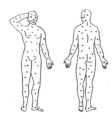

Die Lues III ist nicht mehr ansteckend.

Ihre Effloreszenzen sind asymmetrisch angeordnet und bieten ein polymorphes Bild. Je
nachdem, ob die Erscheinungen im Corium
oder subkutan entstehen, unterscheidet man

- tuberöse Syphilome mit Sitz im Corium
- Gummata mit subkutaner Lokalisation.

Die Syphilome können überall auf der Haut
vorkommen. Meist handelt es sich um tubero-
serpigninös konfigurierte, kutane Wucherungen
(tubero-serpiginöse Syphilome), die ulzerieren können (tubero-ulzeröse Syphilome)
und gelegentlich eine Schuppung aufweisen
(tubero-squamöse Syphilome).

▶ Bei den Gummata handelt es sich um plasma-
zellreiche, knotige Infiltrate an Haut,
Schleimhaut, Knochen, Muskulatur und inneren
Organen (Leber, Gehirn, Aorta), die einschmelzen und ulzerös zerfallen können.
Häufige Komplikationen sind Gaumen- oder Na-
senseptum-Perforationen.

8 - 12 Jahre p.i.   LUES IV (Metalues)
                     (siehe Lehrbücher der Neurologie!)

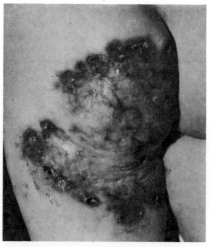

Tubero-serpiginöses, partiell ulzeröses
Syphilome

LUES CONNATA Eine Infektion des Säuglings einer an
Syphilis erkrankten Mutter kann ab dem
5. Schwangerschaftsmonat auf hämatogenem
Weg über die Plazenta erfolgen; vorher
besteht für die Treponemen eine undurch-
dringbare Barriere.

Die syphilitischen Veränderungen können
sich - je nach Abwehrlage der Mutter -
direkt nach der Geburt (LUES CONNATA PRAE-
COX), einige Wochen später oder erst nach
einigen Jahren zeigen (LUES CONNATA TARDA).

LUES CONNATA PRAECOX: Ein syphilitisch
infizierter Säugling kann neben allgemeinen
Entwicklungsstörungen folgende Symptome
aufweisen:

Hautveränderungen
- atrophische, welke Haut
- Exantheme vorwiegend papulösen Charakters
  (lokalisierte Papeln und typische Rhagadenbildungen vor allem im Mundbereich, die
  nach Abheilung zeitlebends radiäre Narben,
  Parrotsche Furchen, hinterlassen)
- syphilitischer Pemphigus
  (Blasen im Bereich der Handteller und
  Fußsohlen)

Veränderungen der Hautanhangsgebilde
- trophische Störungen der Nagelplatte
- syphilitische Paronychie
- syphilitische Alopezie

Veränderungen der Schleimhäute
- Coryza syphilitica, ein blutiger Schnupfen

Veränderungen an inneren Organen
- Anämie und Hepatosplenomegalie
- interstitielle Hepatitis (Feuersteinleber)
- Pneumonia alba
- Osteochondritis syphilitica
- Meningitis

LUES CONNATA TARDA: Neben dem immer seltener
werdenden juvenilen Tabes dorsalis sind
charakteristisch

- Caput natiforme (luischer Quadratschädel)
- mit Stirnhöcker (Olympier-Stirn)
- hoher gotischer Gaumen
- Sattelnase
- säbelförmig gekrümmte Beine (Türkensäbel-
  Tibia)

vor allem aber die Hutchinsonsche Trias

▶ - Keratitis parenchymatosa
  - Labyrinthtaubheit
  - Tonnenzähne

Aussage-
fähigkeit
von
treponemalen
Tests

Im Verlauf der Lues werden verschiedene Antikörper vom befallenen Organismus gebildet, die
die in unterschiedlichen Zeitabständen nachweisbar sind.

- Die ersten Antikörper treten nach ca. 3
  Wochen p. i. auf, und zwar handelt es sich
  um Reaktionsprodukte gegen unterschiedliche
  Arten der Gattung Treponema, die mittels
  treponemaler Tests wie TPHA-Test (Treponema-Pallidum-Haemagglutination-Test) und
  FTA-ABS-Test (Fluorescent Treponemal Antibody Absorption Test) erfaßt werden.

- Etwa in der 5. - 6. Woche p. i. treten sogenannte Lipoid-Antikörper auf, nachweisbar mit Hilfe des VDLR-Tests (Cardiolipin-
  Mikroflockungstest).

▶- Schließlich werden nach etwa 12 Wochen
  p. i. die mittels Nelson-Test (TPI-Test)
  nachzuweisenden immobilisierenden Antikörper gebildet.

Eine große Anzahl bekannter serologischer
Syphilis-Reaktionen sind heute obsolet,
teilweise, weil sie zu unspezifisch sind
(Wassermann-Reaktion), teilweise, weil sie
zu spät reaktiv werden (Nelson-Test).

In der Laboratoriumsdiagnostik werden heute meist der TPHA- und der FTA-ABS-Test an-
gewandt, wobei - wegen der leichteren Hand-
habung - meist dem TPHA-Test der Vorzug gegeben wird. Sie ermöglichen die frühzeitige
▶Erkennung einer Syphilis nach ca. 3 - 5 Wochen p.i., sagen jedoch nichts über den Be-
handlungserfolg aus.

Zur Überprüfung einer wirksamen Therapie ist
der unempfindlichere und weniger spezifische
VDRL-Test geeignet.

FTA-ABS-Test
(Fluorescent Treponemal Antibody Absorption
Test)

Aus infizierten Kaninchenhoden gewonnene
Syphilis-Treponemen werden auf einem Ob-
jektträger fixiert. Gibt man nun ein die
spezifischen Antikörper enthaltendes Lui-
ker-Serum hinzu, so bilden sich Ag-Ak-Komp-
lexe, die nach Zugabe von fluoreszierendem
Anti-Human-Gamma-Globulin (Coombs-Serum)
aufleuchten.

TPHA-Test
(Treponema-Pallidum-Haemagglutination-Test)

Aus infizierten Kaninchenhoden gewonnene
Syphilis-Treponemen lagern sich an Schaf-
erythrozyten an. Gibt man nun ein die spezifischen Antikörper enthaltendes Luiker-
Serum hinzu, so agglutinieren die Erythrozyten.

▶ Der TPHA-Test bleibt wie der FTA-ABS-Test
meist über lange Jahre positiv. Nur wenn
die spezifische Therapie rechtzeitig ein-
setzt, kann er wieder negativ werden.

VDRL-Test
(Cardiolipin-Mikroflockungstest)

Als Antigen dient Cardiolipin. Falls in dem
zugesetzten Patientenserum Lipoid-Antikörper
vorhanden sind, reagieren diese mit dem Ag
unter Ausflockung.

Das Patientenserum wird zunächst mittels
TPHA-Test, ggf. zusätzlich gleichzeitig mittels VDRL-Test geprüft. Bei zweifelhaftem
oder positivem Ausfall wird der FTA-Abs-Test
hinzugezogen.

Sind alle Reaktionen negativ, so kann angenommen werden, daß keine Syphilis vorliegt,
es sei denn, daß sich der Infizierte im frühen Primärstadium befindet, in welchem ein
Antikörpernachweis noch nicht möglich ist.

Sind alle Reaktionen positiv, so liegt eine
Syphilis vor, und zwar aufgrund des positiven VDRL-Test die behandlungsbedürftige Form.

Bei positivem TPHA- und FTA-ABS-Test und
negativem VDRL-Test, so liegt eine Lues vor,
die jedoch aufgrund des negativen VDRL-Tests
als ausreichend behandelt beurteilt werden
kann.

Ist nur der VDRL-Test positiv, so handelt es
sich mit hoher Wahrscheinlichkeit um ein
nicht-Lues-spezifisches Ergebnis. Diese In-
terpretation sollte durch eine wiederholte
Kontrolluntersuchung nach zwei bis vierwöchi-
gem Abstand wiederholt werden.

Als Ursachen falsch positiver Ergebnisse wurden für den TPHA-Test Autoimmunkrankheiten
und Mononucleosis infectiosa, für den FTA-
ABS-Test Lupus erythematodes und rheumatoide
Arthritis beschrieben.

Therapie

Ziel der Syphilis-Therapie ist

- bei der frühen oder latenten Syphilis die Aufhebung der Infektiosität und die Verhinderung von tertiär-syphilitischen Erscheinungen und

- bei der Spätsyphilis die Verhinderung eines weiteren Fortschreitens der Krankheit.

Bereits entstandene Defekte sind nicht mehr reversibel.

Penicillin ist mit Abstand das wirksamste Therapeutikum der Syphilis. Die Ausheilungsquote beträgt nahezu 100 %, was wahrscheinlich auch damit zusammenhängt, daß die Syphilis an sich schon eine Spontanheilungsquote von 30 % aufweist. Bei Penicillinunverträglichkeit ist Erythromycin indiziert.

Lues I und II: Täglich eine i.m.-Injektion von 1 Mill. IE eines Mittelzeit-Depot-Präparates (Procain-Penicillin oder Clemizol-Penicillin) für die Dauer von zwei Wochen oder eine einzeitige Gabe von je 1,2 Mio IE in jede Gesäßbacke (also 2,4 Mio IE insgesamt) eines Langzeit-Depot-Präparates (Benzathin-Penicillin).

Lues III: Die Therapie sollte auf 21 bis 30 Tage ausgedehnt werden bzw. eine 3malige Injektion von 2,4 Mio. IE im Abstand von einer Woche.

Neurolues: Hochdosierte Penicillin-Infusionen über 10 Tage.

Lues connata: 0,2 Mill. IE Penicillin über 20 Tage.

Serologische Kontrollen sollten ein, zwei und vier Monate nach Abschluß der Chemotherapie durchgeführt werden. Spätestens nach vier Monaten muß ein hinreichendes Absinken des vorher erhöhten Cardiolipin-Titers nachweisbar sein.

Bei wirksamer Therapie ist der Zerfall der Treponemen von einem Aufflammen der Effloreszenzen und hohem Fieber begleitet. Dieses Phänomen bezeichnet man als Jarisch-Herxheimer Reaktion, die bei vorhandenen Gummen zu lebensbedrohlichen Komplikationen führen kann.

Prognose

Je früher behandelt wird, um so günstiger ist die Prognose. Eine überstandene Syphilis hinterläßt keine Immunität.

GONORRHOE (25.1.2)
(Tripper)
(Morbus Neisser)

Die Gonorrhoe ist die am häufigsten vorkommende Geschlechtskrankheit. Man rechnet mit 60 Millionen Neuerkrankungen pro
Jahr.

Erreger   Gonokokken (Neisseria gonorrhoea)

                       Inkubationszeit 2 - 8 Tage mit einem Häufig-
                       keitsgipfel um den 3. Tag.

Erregernachweis   Mikroskopischer Nachweis: An verschiedenen
                       Tagen mit Platin-Öse Sekret von der Urethra,
                       bei der Frau auch von der Cervix uteri, ent-
                       nehmen, auf Objektträger ausstreichen und
                       ▶ mit Methylenblau (Routinemethode der Praxis)
                       ▶ (blaue Gonokokken) bzw. nach Gram (rote Go-
                       nokokken) färben.

                       Zu Beginn der Erkrankung sieht man eine ex-
                       trazelluläre, nach 2 - 3 Tagen eine intra-
                       zelluläre Lagerung der semmelförmigen Gono-
                       kokken in den Leukozyten.

                       ▶ Kultureller Nachweis: In Zweifelsfällen,
                       z. B. wenn die Infektion durch andere Arten
                       der Gruppe Neisseria verursacht ist, bringt
                       man das Abstrichmaterial auf einen Agar-
                       Nährboden unter Kochblut- und Hämoglobin-
                       zusatz, der 2 - 3 Tage unter feuchten Be-
                       dingungen bei 37 °C bebrütet wird. Anschlie-
                       ßend bilden sich tautropfenförmige Kolonien,
                       die mittels Vergärungs- und Oxidasereaktion
                       differenziert werden können.

                       Serologischer Nachweis: Bei Verdacht auf
                       Vorliegen von nicht-genitalen gonorrhoischen
                       Infektionen erfolgt eine Untersuchung nach
                       dem Prinzip der Komplementbindungsreaktion.
                       Der Test wird ca. 4 Wochen post infectionem
                       positiv.

Übertragungs-   Bei Erwachsenen fast ausschließlich durch
modus   Geschlechtsverkehr.

                       Bei Kindern meist durch infizierte Gegen-
                       stände wie feuchte Handtücher, Waschlappen,
                       Badeschwämme usw.

Klinisches
Bild
der
genitalen
Manifestationen

Beim Mann wird zunächst der vordere Teil
der Harnröhre befallen (Urethritis gonorrho:
ca anterior acuta). Es kommt zu entzündliche
Schleimhautveränderungen, die mit zunächst
serösem, später eitrigem, gelb-grünem Fluor
einhergehen.

Subjektive Beschwerden äußern sich in intra-
urethraler Mißempfindung sowie heftigem Bren
nen bei Miktion und Erektion (Chorda venera)

Erfolgt in diesem Stadium keine Therapie,
greift die Infektion nach 2 - 3 Wochen auf
die hintere Harnröhre über (Urethritis gonorrhoica posterior), und es können die heute im Zeitalter der Antibiotika jedoch selten gewordenen Komplikationen der gonorrhoi-
schen Epidydimitis, Spermatozystitis, Funi-
kulitis, Prostatitis etc. auftreten.

Eine Anterior-Gonorrhoe kann von einer Po-
sterior-Gonorrhoe mit Hilfe der 2-Gläser-
Probe nach Thompson unterschieden werden.
Bei der Urethritis gonorrhoica anterior zei
nur die erste Harnportion Eiterfäden, bei
Beteiligung der hinteren Harnröhre sind bei
Harnproben trübe.

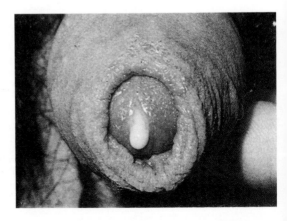

Symptomlose Gonorrhoe	Bei der Frau verläuft eine Gonorrhoe oft symptomlos. Das für die Urethritis typische Brennen braucht nur schwach ausgeprägt zu sein und kann unter Umständen ganz fehlen.
	Infolge der Cervicitis kommt es zum Ausfluß, dem aber häufig keine Beachtung geschenkt wird.
	Auch hier sind Komplikationen möglich (Endometritits, Adnexitis, Salpingitis, Oophoritis, Peritonitis), aber selten geworden.
Postgonorrhoische Urethritis	Auch ohne Behandlung vermindern sich im Verlauf einiger Wochen die akuten Erscheinungen. Zurück bleibt nur das eitrig-schleimige Sekret der Urethritis gonorrhoica chronica (postgonorrhoische Urethritits), die über Monate verlaufen kann und wobei jederzeit die Gefahr der Infektiosität und die Möglichkeit einer Komplikation gegeben ist.
Benigne Gonokokken-Sepsis	Im Stadium der postgonorrhoischen Urethritis kann es zum Eindringen von Gonokokken in die Blutbahn kommen und zu deren hämatogener Aussaat führen.
	Neben einer Monoarthritis finden sich in den meisten Fällen hämorrhagische Pusteln auf erythematösem Grund, vor allem im Bereich der Handteller und Fußsohlen, verbunden mit septischen Temperaturen, Leukozytose, Linksverschiebung und Erhöhung der BSG.
Pharyngeale Gonokokkeninfektion	Durch orogenitalen Geschlechtsverkehr verursachte muköse Sekretion der Mundschleimhaut, die mit Vergrößerung und Rötung der mit gelb-weißlichen Belägen bedeckten Tonsillen einhergeht, außerdem Heiserkeit, Schluckbeschwerden, salzig-fauler Geschmack. Meist sind die Beschwerden gering.
Proctitis gonorrhoica	Häufiges Vorkommen bei Frauen durch Sekretabfluß oder bei Männern durch homosexuellen Verkehr.
	Es kommt zur entzündlichen Rötung der Mastdarmschleimhaut und außerdem zu blutig-eitrigen Sekretionen im Stuhl. In ausgeprägten Krankheitsfällen entwickeln sich Erytheme, Ödeme und Hypertrophien der Schleimhaut. Die Erosionen können von einem weißlichen Belag bedeckt sein.

Therapie

Als Standard-Therapie wird die intramusku-
läre Injektion von mindestens 4 Mill. IE
eines wässrigen Penicillins in Kombination
mit 1 g Probenecid empfohlen.

Eine Alternativ-Therapie bietet das neu ein-
geführte Breitband-Antibiotikum Spectino-
mycinhydrochlorid (2 g i.m.). Es sollte
während der Schwangerschaft nicht eingesetzt
werden.

Schwangere können mit Penicillinen und
Penicillinase-festen Cephalosporinen behandelt werden.

▶ Im Falle einer Penicillin-Allergie empfiehlt
sich Erythromycin (1,5 g oral initial, danach 4 x 0,5 g/die über 4 Tage lang).

Bei akuter gonorrhoischer Salpingitis und
Epididymitis empfehlen sich 4 Mill. IE
Penicillin i.m. in Kombination mit 1 g
Probenecid oral und anschließend Ampicillin
oder Amoxicillin 4 x 0,5 g/die oral über
10 Tage lang.

Der Therapie-Erfolg sollte nach 3 - 7 Tagen
durch mikroskopische und kulturelle Untersuchung überprüft werden.

Eine gleichzeitig erworbene Syphilis wird
nur ausreichend mitbehandelt, wenn die Patienten im akuten Stadium der Gonorrhoe
(3 - 4 Tage p.i.) therapiert werden.

Andernfalls muß davon ausgegangen werden,
daß die Syphilis durch die Gonorrhoe-Thera-
pie nicht ausreichend geheilt wird und u. U.
verspätet in Erscheinung tritt. Aus diesem
Grunde ist es empfehlenswert, 8 Wochen nach
der Gonokokken-Therapie eine serologische
Syphilis-Kontrolle durchzuführen.

Prognose

Eine Heilung erfolgt innerhalb weniger Tage.
Die Heilungsquote liegt bei 98 - 99 %.

Eine Gonorrhoe hinterläßt keine Immunität.

In den durch Ausflußwirkung mazerierten
Arealen können sich später Condylomata
acuminata (siehe 2.2) entwickeln.

ULCUS MOLLE (25.1.3)
(Weicher Schanker)

Erreger
: Streptobacillus haemophilus
(Haemophilus Ducreyi-Unna)

Erregernachweis
: Mikroskopischer Nachweis mit Hilfe der Unna-
Pappenheimer-Färbemethode. Das Abstrichmate-
rial wird unter den Ulkus-Rändern entnommen.

Autoinokulation an einer skarifizierten Stelle der Bauchhaut des Patienten, an der sich
nach 1 - 3 Tagen ebenfalls ein Ulkus bildet.

Klinisches
Bild
: Der weiche Schanker ist die harmloseste und
eine in Deutschland selten auftretende Geschlechtskrankheit.

Nach einer Inkubationszeit von 2 - 5 Tagen
(Übertragung durch Geschlechtsverkehr) entwickelt sich meist am Genitale als dem Ort
der Ansteckung ein kleines, weiches Knötchen
auf stark gerötetem Grund, das sich rasch in
eine Pustel umwandelt, die ulzerös zerfällt.
Die runde bis ovale Ulzeration hat einen weichen, eitrig belegten Grund, die Ränder sind
zackig, unterminiert und von einem rötlichen
Saum umgeben. Oft treten die druckdolenten
Geschwüre multipel auf.

Nach einigen Tagen kann es zur schmerzhaften
Schwellung der inguinalen Lymphknoten (Bubo)
kommen, die einschmelzen und nach außen durch-
brechen können.

Therapie
: Um eine evtl. gleichzeitig akquierierte
Syphilis nicht zu kaschieren (Ulcus mixtum),
werden Treponemen-unwirksame Präparate wie
Sulfonamide und Streptomycin empfohlen.

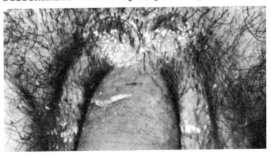

LYMPHOGRANULOMA INGUINALE (25.1.4)
(Venerische Lymphknotenentzündung)
(Klimatischer Bubo)
(Morbus Nicolas-Favre)

Erreger   Miyagawanella lymphogranulomatosis, ein
                        Bakterium aus der Chlamydiengruppe, das
                        hauptsächlich nur in tropischen Ländern
                        vorkommt.

Klinisches   Die Ansteckung erfolgt durch Geschlechts-
Bild   verkehr. Nach einer Inkubationszeit zwi-
                        schen 3 Tagen und 6 Wochen entwickelt sich
                        meist am Genital als dem Ort der Ansteckung
                        eine kaum schmerzhafte kleine Papel, die
                        erodiert oder ulzerös zerfällt und nach
                        kurzer Zeit spontan ausheilt.

                        Nach 1 - 4 Wochen kommt es, da meist keine
                        Therapie erfolgt, zur Schwellung der ingui-
                        nalen Lymphknoten, die faustgroß werden
                        können, mit möglicher Lymphstauung und
                        Durchbruch nach außen.

                        Im Spätstadium entwickeln sich ausgedehnte
                        Fistelbildungen und Ulzerationen, außerdem
                        Strikturen an Urethra und Rektum (Elephan-
                        tiasis genito-ano-rectalis ulcerosa).

Therapie   Breitbandantibiotika (Tetrazykline)

                        Im Spätstadium chirurgische Ausräumung der
                        Abszesse.

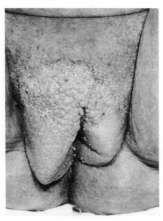

TRICHOMONADEN-INFEKTION (25.1.5)
(Trichomoniasis)
♀♂

Erreger	Trichomonas vaginalis, ein zu den Protozoen gehörender Flagellat.
Erregernachweis	Abstrich aus Urethra bzw. Vaginalschleimhaut und mikroskopische Betrachtung im ▶nativen Hellfeld-Dunkelfeld- oder Phasenkontrastverfahren. Auch ein kultureller Nachweis ist möglich.

Manifestationsformen	Die Infektion erfolgt häufig durch Geschlechtsverkehr, aber auch indirekte Übertragungen z. B. in Schwimmbädern sind möglich.
	Je nach Abwehrlage verursachen Trichomonaden mehr oder minder starke Reizerscheinungen an der Genitalschleimhaut, meist mit quälendem Juckreiz verbunden.
	Bei Frauen findet sich meist ein charakteristischer weißlich-schaumiger Fluor, während Trichomonaden beim Mann eine Urethritis mit häufig serösem, seltener eitrigem Fluor verursachen.
Therapie	Metronidazol (Clont[R]) Tinidazol (Sorquetan[R])
	orale und vaginale Applikation
	anschließende ärztliche Kontrolle zur Sicherung des Therapieerfolges
	Ohne gleichzeitige Behandlung des Partners kann die Ausheilung der Trichomonaden-Infektion in Frage gestellt sein.

'UNSPEZIFISCHE' URETHRITIS (25.1.6)

Man kann die Urethritiden einteilen in

- durch Gonokokken hervorgerufene Urethritiden
  (Urethritis gonorrhoica) (siehe 25.1.2)
  (30 - 40 % aller Urethritiden)

- durch andere Mikroorganismen hervorgerufene Urethritiden
  und Urethritiden sonstiger Genese
  ('unspezifische' Urethritis)
  (60 - 70 % aller Urethritiden).

Ursachen der 'unspezifischen' Urethritis	In 80 % der Fälle von Urethritis mit fehlendem Nachweis von Gonokokken kommen Mykoplasmen und Chlamydien als Ursache in Frage. Die restlichen 20 % werden verursacht - durch andere Bakterien wie Staphylo-, Strepto- und Pneumokokken, Escherichia coli, Proteus, Pseudomonas aeroguinosa - durch Viren, vor allem Herpes-simplex-Virus - durch Pilze, meist Candida-Arten - durch Protozoen, meist Trichomonaden - durch Unterkühlung - traumatisch: Katheterismus, Endoskopie, mechanische Manipulation - psychisch bei Venerophobien, nervös-erotischen Reizzuständen oder unbefriedigend anbehandelter Urethritits - durch andere Erkrankungen wie Morbus Reiter, Balanitis, Kolpitis, Syphilis, Tbc, Pemphigus, Erythema exsudativum multiforme
Übertragungsmodus	Meist durch Geschlechtsverkehr.
Klinisches Bild	Schwellung und Rötung im Bereich des Orficium urethrae externum und weißlicher seröser Ausfluß, Juckreiz und Brennen, vor allem bei der Miktion, oft auch erhöhte Miktionsfrequenz. Die Beschwerden sind meist bei Männern stärker ausgeprägt als bei Frauen.
Therapie	Da 'unspezifische' Urethritiden in erster Linie durch Mykoplasmen und Chlamydien verursacht werden, ist Tetrazyklin das Mittel der Wahl. Bei Versagen sind weitere diagnostische Schritte erforderlich. Die Mitbehandlung des Partners ist zu erwägen.
Prognose	Komplikationen sind selten. In über 60 % der Fälle heilt die Erkrankung innerhalb weniger Tage spontan ab. Bei Viruserkrankungen ist ein chronischer Verlauf möglich.

GESETZLICHE VORSCHRIFTEN (25.2)

'Wer an einer Geschlechtskrankheit leidet und dies weiß oder
den Umständen nach annehmen muß, ist verpflichtet, sich unver-
züglich von einem in Deutschland bestallten oder zugelassenen
Arzt untersuchen und bis zur Beseitigung der Ansteckungsgefahr
behandeln zu lassen sowie sich den notwendigen Nachuntersuchun-
gen zu unterziehen.' (Auszug aus dem Gesetz zur Bekämpfung der
Geschlechtskrankheiten, § 3, vom 23. Juli 1953).

Gesetzliche Definition von Geschlechts- krankheiten (§1)	Geschlechtskrankheiten im Sinne dieses Gesetzes sind ▶ - Syphilis ▶ - Tripper - Ulcus molle - Lymphogranuloma inguinale
Chiffrierte Meldung zu statistischen Zwecken (§11a)	▶ Aus statistischen Gründen muß jeder Ge- schlechtskranke dem zuständigen Gesund- heitsamt ohne Namen- und Adressenangabe gemeldet werden, jedoch unter Angabe von - Alter - Geschlecht - Familienstand - Diagnose - Beratung oder Behandlung der gleichen Ge- schlechtskrankheit durch einen anderen Arzt - früheren venerischen Erkrankungen.
Voraussetzung und Problematik der namentlichen Nennung (§12)	'Ein Geschlechtskranker ist von dem behan- delnden Arzt namentlich dem Gesundheitsamt zu melden, wenn der Kranke 1. sich weigert, die vom Arzt verordnete Behandlung zu beginnen oder fortzusetzen, sie ohne triftigen Grund unterbricht oder sich der vom Arzt verordneten Nach- untersuchung entzieht; ▶ 2. nach der Überzeugung des Arztes durch seine Lebensweise oder seine allgemeinen Lebensumstände eine ernste Gefahr der Übertragung auf andere bildet; 3. offensichtlich falsche Angaben über die Ansteckungsquelle oder über die durch ihn gefährdeten Personen macht oder ▶ 4. das 18. Lebensjahr noch nicht vollendet hat und sichtlich gefährdet erscheint, es sei denn, daß der Arzt nach Beratung mit den Eltern, Erziehungsberechtigten oder dem gesetzlichen Vertreter die Überzeu- gung gewonnen hat, daß diese die Gewähr für eine ordnungsgemäße Behandlung und Betreuung des Jugendlichen übernehmen.'

Die Andrologie ist die Lehre von der Zeugungsfähigkeit des
Mannes und ihrer Störungen.

10 - 20 % aller Ehen bleiben ungewollt kinderlos, wobei man
schätzt, daß die Störungen zu etwa einem Drittel den Mann,
einem Drittel die Frau und einem Drittel beide betreffen.

IMPOTENTIA COEUNDI (26.1)

Definition   Unfähigkeit des Mannes, den Coitus in nor-
                      maler Weise oder überhaupt auszuführen.
                      Zugrunde liegen

                      - Erektionsstörungen (Erektionsunfähigkeit
                        oder die Unfähigkeit, die Erektion auf-
                        recht zu erhalten) oder

                      - Ejakulationsstörungen (Ejaculatio praecox
                        oder Ejaculatio ante portam).

                      In den typischen Fällen besteht durchaus
                      ein Drang zum anderen Geschlecht und beim
                      Austausch von Zärtlichkeiten oft auch eine
                      normale Erektion. Sie erlischt aber bei
                      intimer Berührung oder dem Versuch der Im-
                      missio.

                      Meist ist mit der erektiven Impotenz gewöhn-
                      lich eine erhebliche Beeinträchtigung des
                      Selbstbewußtseins verbunden, wobei häufig
                      reaktive Depressionen auftreten.

Ursachen   Man schätzt, daß eine Impotentia coeundi in
                      ca. 95 % der Fälle psychische Ursachen hat,
                      die meist unbewußt sind und oftmals weit in
                      die Kindheit zurückreichen können. Die ande-
                      ren Fälle sind zumeist Folgen medikamentö-
                      ser, hormoneller und organischer Ursachen:

                      medikamentös bedingt durch
                      - Sedativa (Valium, Librium)
                      - blutdrucksenkende Mittel (Reserpin)
                      - Antihistaminika
                      - hohe Kortikoiddosen
                      - Zytostatika
                      - Rauschgift

                      hormonell bedingt durch
                      - Androgenmangel infolge Hypogonadismus,
                        Hodenatrophie, Kastration (Androgene kön-
                        nen auch einen inversen Effekt zeigen)
                      - Östrogengabe bei Prostatakarzinom

internistisch bedingt durch
- arterielle Durchblutungsstörungen
- Morbus Cushing
- Morbus Addison
- Morbus Basedow
- Kachexie
- Diabetes mellitus (50 % der männlichen
  Patienten mit Diabetes mellitus berichten
  über Potenzstörungen)
- Induratio penis plastica (siehe 23.1.2)
  Bindegewelige Verdickung u. Versörkung

neurologisch bedingt durch
- Tumoren und Metastasen
- Multiple Sklerose
- Syringomyelie
- Poliomyelitis
- Herpes zoster
- Querschnittslähmungen infolge Verletzungen

Die Erektionsfähigkeit ist beeinträchtigt
bei Störungen des Erektionszentrums, das
sich im Sakralmark in der Höhe von S_2 bis
S_3 befindet, oder bei Schädigung afferenter
oder efferenter Impulse führender Stränge
im Lumbosakralmark. Sind die Segmente S_4
und S_5 geschädigt, kommt es zu Störungen
der Ejakulations- und Orgasmusfähigkeit.

Außerdem kann jede Form körperlicher oder
geistiger Überanstrengung, vor allem wenn
sie bei innerlich widersprechender Motiva-
tion und Konflikthaftigkeit erfolgt, zu
einem Erschöpfungssyndrom mit schlechtem
Allgemeinbefinden, Verstimmung, Schlafstö-
rungen und damit zur Minderung von Libido
und Potenz führen. Auch konzentrierte gei-
stige Arbeit wie Examensvorbereitungen lassen die sexuellen Bedürfnisse zurücktreten.

Therapie

Psychische Störungen werden oft durch Be-
ratung beider Ehepartner günstig beeinflußt.
Alle therapeutischen Richtungen sind sich
darin einig, daß es darauf ankommt, beide
Partner von dem sexuellen Leistungszwang
und der damit verbundenen Angst zu entlasten.

Bei organischen Störungen ist eine Beseitigung des Grundleidens anzustreben.

Hormonmangelzustände fordern eine Substitutionstherapie.

In jedem Fall sollte ausreichend Schlaf und
eine vitaminreiche, fettarme Nahrung empfohlen werden.

IMPOTENTIA GENERANDI (26.1)

Definition   Zeugungsunfähigkeit (Sterilität) des Mannes
                      bei möglicherweise erhaltener Kohabitations-
                      fähigkeit.

Ursachen   Ejakulat-bedingte Störungen
                      - fehlerhafte Spermatogenese
                      - Störungen der Spermazusammensetzung
                      - Motilitätsstörungen der Spermien

                      Erkrankungen der Harnröhre oder des
                      Kopulationsorgans
                      - Epi- oder Hypospadie
                      - retrograde Ejakulation

                      Erkrankungen oder Mißbildungen der Samenwege
                      - Verschlußaspermie infolge Entzündungen
                        (Epididymitis, Prostatitis) oder Tumore

                      Endokrine Ursachen
                      - primärer oder sekundärer Hypogonadismus
                      - Hypothyreoidismus

                      Chromosomale Abweichungen
                      - Klinefelter Syndrom und Turner-Syndrom
                      - Hermaphrodismus

                      Sonstige angeborene Störungen
                      - Kryptorchismus   ≠ *Hoden descensus*
                      - testikuläre Hypo- oder Aplasie

Therapie   Beseitigung der Ursache, falls möglich
                      (siehe entsprechende Fachliteratur).

EJACULATIO PRAECOX (26.1)

Definition   Unfähigkeit, den Ejakulationsvorgang solange
                      zu kontrollieren, bis die grundsätzlich er-
                      lebnisfähige Partnerin die sexuelle Befrie-
                      digung erreicht (vorzeitiger Samenerguß).

Ursachen   Bei psychoanalytischen Untersuchungen fanden
                      sich psychische Störungen neurotischer Art.

                      Eine Ejaculatio praecox kann auch durch län-
                      gere Enthaltsamkeit bedingt sein.

Therapie   Psychoanalytische Behandlungen in Verbindung
                      mit sexuellen Lerntherapien (Stop-Start-Tech-
                      nik nach KAPLAN) (siehe Fachliteratur).

HYPERGONADOTROPER HYPOGONADISMUS (26.1)
(Primärer Hypogonadismus)

Definition   Primäre Schädigung der Hoden im Bereich
                      der Samentubuli mit entsprechendem Andro-
                      genmangel.

Ursachen   - kongenitale Anorchie
                      - präpubertale Hodenatrophie
                      - Klinefelter Syndrom
                      - Zirkulationsstörungen (schwere Hypertonie,
                        Arteriosklerose, Varikozele)
                      - Infektionskrankheiten (Mumpsorchitis)
                      - traumatisch und toxische Ursachen (Medi-
                        kamente wie Zytostatika, Kortikosteroide,
                        Vitamin E in hohen Dosen, ionisierende
                        Strahlen, Wärme)
                      - Anämie und Hypoxie

Therapie   Substitution von Testosteron
                      (Cave: Hepatopathien!)

HYPOGONADOTROPER HYPOGONADISMUS (26.1)
(Sekundärer Hypogonadismus)

Definition   Insuffizienz des Hypophysenvorderlappens
                      mit entsprechender hormonaler Entgleisung
                      mit entsprechendem Gonadotropinmangel (FSH,
                      ICSH) und Androgenmangel.
                      =LH

Ursachen   - psychische Faktoren
                      - spinale Läsionen und Tumoren
                      - Kachexien
                      - Panhypopituitarismus
                      - postpubertale Leydig-Zellinsuffizienz
                      - idiopathischer Eunuchoidismus

Therapie   Substitutionstherapie mit Serumgonadotropin

VARIKOZELE (26.1)

Definition und Ursachen	Erweiterung und varizenhafte Schlängelung der Vv. spermaticae internae (Plexus pampiniformis) im Skrotum. Durch die Temperaturerhöhung wird die Spermiogenese unterdrückt. Bei stärkerer Ausbildung der 'Krampfadern' können Druckatrophien der Hoden resultieren, die zur Infertilität führen können.
Therapie	Ligatur der Vv. testiculares 2 - 3 cm proximal der Vereinigungsstelle mit dem Ductus deferens von einem Leistenschnitt aus oder Durchtrennung der Vv. und Aa testiculares.

VERSCHLUSSASPERMIE (26.1)

Definition	Verschluß im Nebenhodenbereich und/oder im Bereich der samenabführenden Wege, der als Induration zu tasten ist.
Ursachen	Als Ursachen kommen Mißbildungen, Traumen, Tumoren und Entzündungen (z. B. doppelseitige gonorrhoische Epididymitis) in Frage.
Therapie	Operative Rekanalisierung und Anastomosierung sind möglich. Der Erfolg hängt von der Lage der obliterierten Stelle ab.

KLINEFELTER SYNDROM (26.1)

Definition

Trisomie der Geschlechtschromosomen, meist
vom Typ XXY, seltener XXXY oder XXXXY. Es
handelt sich um phänotypisch männliche Personen (ca. 1 - 3 Fälle auf 1000 Knaben) mit
eunuchoidem Hochwuchs, verspäteter Entwicklung eines hypoplastischen männlichen Geni-
tales mit kleinen harten Hoden und Gynäkomastie im Laufe der verspäteten Pubertät.
Infolge des Hypogonadismus entsteht ein An-
drogenmangel mit konsekutiver Infertilität
und erhöhter Gonadotropinausschüttung.

Ursachen

Zusätzliches X-Chromosom infolge Non-dis-
junction bei der Eireifung (in 63 % der
Fälle) oder der Spermiogenese (37 %).

Therapie

Wichtig ist die frühzeitige Erkennung. Ab
dem 16. bis 18. Lebensjahr ständige Sub-
stitutionsbehandlung mit Testosteron und
Förderung des Bartwuchses durch lokale
Testosteronanwendung in alkoholischer Lö-
sung. Die Gynäkomastie ist nicht hormonell
zu beseitigen.

VERFAHREN DER ANDROLOGISCHEN BASISDIAGNOSTIK (26.2.1)

Anamnese   Die andrologische Anamnese verlangt ein
                            gewisses Einfühlungsvermögen von Seiten
                            des Arztes, um aufgrund der doch sehr in-
                            timen Fragestellung einigermaßen verläß-
                            liche Angaben zu erhalten:

                            Libido und Sexualgewohnheiten
                            - Häufigkeit, Art und Zeitpunkt des Verkehrs
                            - Erektionsschwäche oder Ejaculatio praecox
                            - Kinderwunsch und Form der Empfängnisver-
                              hütung

                            Ehefrau
                            - Alter
                            - gynäkologische Befunde
                            - Fehl- oder Frühgeburten

                            Krankheiten
                            - Infektionskrankheiten (Mumps, Typhus,
                              Tbc, Diphtherie, Poliomyelitis)
                            - Gefäßerkrankungen
                            - Erkrankungen des Urogenitalsystems
                            - Unfälle mit Verletzungen im Genitalbereich
                            - Operationen (Hernien, Sterilisation)
                            - Geschlechtskrankheiten

                            Medikamente und Genußgifte
                            - blutdrucksenkende Mittel, Sedativa, Anti-
                              histaminika, Zytostatika, Antibiotika,
                              Kortikoide
                            - Nikotin, Coffein, Rauschgift

                            Vegetative Anamnese
                            - persönliche und psychische Probleme
                            - berufliche Beanspruchung
                            - Appetit, Schlaf
                            - Miktion, Stuhlgang

Körperliche   - Konstitutions- und Behaarungstyp
Untersuchung   - Sekundärbehaarung
                            - Körpergröße und Gewicht, Fettverteilung
                            - Penis (Größe, Reponierbarkeit des Prä-
                              putium, Urethralöffnung)
                            - Hoden (Größe, Konsistenz, Dolenz, Aus-
                              schluß einer Hydrozele)
                            - Skrotum (Ausschluß einer Varikozele)
                            - Prostata (digitale rektale Untersuchung)

Ejakulat-   Gewinnung des Ejakulats durch Masturbation
untersuchung   in ein steriles Gefäß am Ort der Untersu-
                            chung nach 5tägiger sexueller Karenz. Bei
                            pathologischen Befunden Wiederholung nach
                            einem Monat.

Farbe	weiß bis gelblich
Konsistenz	flockig-trüb, zähflüssig
Verflüssigung	innerhalb 20 - 30 min
Geruch	charakteristischer kastanienblütenartiger Geruch. Bei Prostataatrophie und Entzündungen kann der Geruch fehlen.
Volumen	2,0 - 6,5 ml Parvisemie: unter 1,5 ml Multisemie: über 6,5 ml Aspermie: kein Erguß (Vorliegen eines Verschlusses (Verschlußaspermie) oder einer retrograden Ejakulation.
Spermienzahl	- Normozoospermie: 40 - 150 Mill/ml Fertilität - Polyzoospermie: 150 - 300 Mill/ml oft deutliche Hypokinese und verminderte Fruktosewerte; eingeschränkte Fertilität - Oligozoospermie: unter 40 Mill/ml je nach Grad eingeschränkte bis stark eingeschränkte Fertilität ▶- Azoospermie: Fehlen von reifen Spermien und von Vorstufen der Spermiogenese
Spermien-beweglichkeit	- Normokinese: 60 - 80 % der Spermien sind beweglich - Asthenozoospermie: unter 30 Mill Spermien pro ml und verminderte Beweglichkeit - Nekrospermie: nur unbewegliche Spermien
Spermien-morphologie	- Normospermie: über 60 % sind normal geformte Spermien - Teratozoospermie: mehr als 40 % fehlgeformte Spermien
pH-Wert	im Normalfall zwischen 7,2 und 7,8. Bei Vorliegen einer bakteriellen Infektion kann der pH-Wert über 8 betragen. Ein pH-Wert unter 6,4 gibt einen Hinweis auf eine hochsitzende Verschlußaspermie (Vorherrschen von saurem Prostatasekret).
Fruktose-Konzentration	Die Spermafruktose dient als Energiequelle für die Motilität der Spermatozoen. Der Normwert liegt initial zwischen 1,2 und 4,5 mg/ml. Bei normalem Energieverbrauch beträgt die Konzentrationsabnahme ca. 0,5 mg/ml in 5 Stunden. Eine Verminderung der Fruktose-Konzentration liegt vor bei - Polyzoospermie - Leydig-Zell-Insuffizienz - Mißbildungen oder chronischen Entzündungen der akzessorischen Geschlechtsdrüsen.

VERFAHREN DER ERWEITERTEN ANDROLOGISCHEN DIAGNOSTIK (26.2.2)

Hodenbiopsie	Die Hodenbiopsie ermöglicht einen direkten Einblick in die histologischen Veränderungen am Hoden. Sie sollte stets beidseitig erfolgen.

Eine Indikation liegt vor bei

- Azoospermie
- Aspermie
- Nekrospermie
- Verdacht auf Chromosomenaberration

Beurteilt werden die Diameter der Tubuli, die Ausreifung des Keimepithels und die Beschaffenheit des Interstitiums (Leydig-Zellen).

Hormonanalyse	Bei primär in den Keimdrüsen lokalisierten Schädigungen sind die Androgene vermindert und infolge des negativen Feed-back-Mechanismus die Gonadotropine erhöht (hypergonadotroper Hypogonadismus).

Schädigungen der übergeordneten endokrinen Steuerung des HVL gehen mit einer verminderten Gonadotropinausschüttung einher und führen zur Herabsetzung der Androgenausschüttung (hypogonadotroper Hypogonadismus)

Genetische Untersuchung	Geschlechtschromatinbestimmung und Chromosomenanalysen sind indiziert bei Verdacht auf Klinefelter-Syndrom oder Intersexualität.
Röntgenologische Untersuchung	Die Vaso-Vesikulographie der Samenwege erlaubt eine Beurteilung der freien Durchgängigkeit der Samenwege zur Entscheidung, ob eine Epididymo-Vasostomie sinnvoll ist oder nicht.
Urologische Untersuchung	Urologische Untersuchungen sind indiziert bei Verdacht auf Fehlbildungen im Urogenitalsystem.

Literatur

1. Basotherm GmbH: Akne-Fibel, Biberach an der Riss
2. Basotherm GmbH: Dermatologische Monographien, Biberach an der Riss
3. Biehl, H.: Homburger Studentenskript zum GK 3 - Pädiatrie/ Dermatologie, Verlag Jungjohann, Heidelberg 1977
4. Boenninghaus, H.-G.: Hals-Nasen-Ohren-Heilkunde, Springer-Verlag, Berlin - Heidelberg - New York, 1977
5. Bohnstedt, R. M.: Dermatologie, Medizin von heute, Tropon-Werke 1965
6. Bork, K.: Zur Chronizität des Ekzems, Deutsches Ärzteblatt, 37, 2317 - 2321 (1979)
7. Borneff, J.: Hygiene, Georg-Thieme-Verlag, Stuttgart 1977
8. Bräutigam, W.: Sexualmedizin im Grundriß, Georg-Thieme-Verlag, Stuttgart 1979
9. Brandt, G.: Organmykosen - entzündliche Erkrankungen durch fakultativ pathogene Erreger
10. Bucher, O.: Cytologie, Histologie und mikroskopische Anatomie des Menschen, Verlag Hans Huber, Bern - Stuttgart - Wien, 1972
11. Burkhardt, F.: Der heutige Stand der serologischen Lues-Diagnostik, Klinikarzt, 9, 197 - 205 (1980)
12. Burkhardt, W.: Atlas und Praktikum der Dermatologie und Venerologie, Urban und Schwarzenberg, München - Berlin - Wien, 1972
13. Chusid, J. G.: Funktionelle Neurologie, Springer-Verlag, Berlin - Heidelberg - New York, 1978
14. Ehlers, G., Bohnstedt, R. M.: Venerologie, Medizin von heute, Tropon-Werke 1974
15. Fanta, D.: Akne, Springer-Verlag, Wien - New York, 1978
16. Folia Ichthyolica: Mitteilungen der Ichthyol-Gesellschaft Cordes, Hermanni und Co., Hamburg 1978
17. Fülgraff, G., Palm, D.: Pharmakotherapie, klinische Pharmakologie, Fischer-Verlag, Stuttgart - New York 1979
18. Gall, F. P., Hermanek, P.: Therapie des Rektum-Karzinoms, Deutsches Ärzteblatt, 15, 939 - 947 (1980)
19. Gerhard, J.: Haut- und Geschlechtskrankheiten, Verlag Jungjohann, Zürich 1979
20. Gross, R., Schölmerich, P.: Lehrbuch der Inneren Medizin, Schattauer-Verlag, Stuttgart - New York, 1977
21. Greither, A.: Dermatologie und Venerologie, Springer-Verlag, Berlin - Heidelberg - New York, 1972
22. Hartung, J., Lubach, D.: Mykosen, Georg-Thieme-Verlag, Stuttgart 1975
23. Heite, H.-J.: Neuzeitliche Behandlung der Syphilis, Klinik-arzt 9, 185 - 192 (1980)
24. Heberer, G. et al: Chirurgie, Springer-Verlag, Berlin - Heidelberg - New York, 1979
25. Hoechst Aktiengesellschaft:Dermatosen im Bild, Frankfurt
26. Hoechst Aktiengesellschaft:Diabetes im Bild
27. Hofmann, H.: Neuzeitliche Behandlung der Gonorrhoe, Klinik-arzt 9, 206 - 209 (1980)
28. Hundeiker, M.: Pigmentierte Hautgeschwülste, Deutsches Ärzteblatt, 36, 2233 (1979)

306

29. Idelberger, K.: Lehrbuch der Orthopädie, Springer-Verlag, Berlin - New York - Heidelberg, 1978
30. IMPP: Gegenstandskatalog für den 2. Abschnitt der Ärztlichen Prüfung, Verlag Druckhaus Schmidt und Bödige, Mainz 1979
31. Institut für medizinische Mikrobiologie der Johannes-Gutenberg-Universität in Mainz: Mikrobiologie in Frage und Antwort, Teil I (Immunologie), 2. Auflage 1968
32. Jawetz, E. et al: Medizinische Mikrobiologie, Springer-Verlag, Berlin - New York - Heidelberg 1977
33. Jecht, E.: Syphilis und Gravidität, Klinikarzt 9, 195 - 196 (1980)
34. Kahn, F.: Knauers Buch vom menschlichen Körper, Droemer-Knaur, 1969
35. Kollós, P., Schlumberger, H. D.: Allergie und allergische Krankheiten, Medizin von heute, Tropon Werke, Köln 1978
36. Kepp, R., Staemmler, H.-J., Lehrbuch der Gynäkologie, Georg-Thieme-Verlag, Stuttgart 1977
37. Korting, G. W.: Dermatologische Differentialdiagnose, F.K.-Schattauer-Verlag, Stuttgart - New York, 1974
38. Korting, G. W.: Dermatologisches Grundwissen, Gustav-Fischer Verlag, Stuttgart 1973
39. Korting, G. W.: Einiges aus der Ferien-Dermatologie, Deutsches Ärzteblatt, 25, 1681 - 1688 (1979)
40. Korting, G. W.: Hautkrankheiten bei Kindern und Jugendlichen, F.K.-Schattauer-Verlag, Stuttgart - New York,1972
41. Korting, G. W.: Therapie der Hautkrankheiten, F.K.-Schattauer Verlag, Stuttgart - New York,1974
42. Krause, W.: Häufige sexuell übertragbare Krankheiten, Klinikarzt 9 (1980), 157 - 160
43. Kügler, S.: Praktische Proktologie, Georg-Thieme-Verlag, Stuttgart 1976
44. Lampl, L.: Dermatologie, Mediskript-Verlag, München 1979
45. Meinhof, W., Verlag Dr. med. D. Straube, Erlangen 1979, Lichtkrankheiten der Haut
46. Marghescus, S., Wolff, H.-H.: Untersuchungsverfahren in Dermatologie und Venerologie, Bergmann-Verlag, München 197
47. Nasemann, I., Sauerbrey, W.: Lehrbuch der Hautkrankheiten und venerischen Infektionen, Springer-Verlag, Berlin - Heidelberg - New York, 1979
48. Neiger, A.: Entzündungen im Analbereich, Deutsches Ärzteblatt, 41, 2639 - 2643 (1979)
49. Piper, W.: Innere Medizin, Springer-Verlag, Berlin - Heidelberg - New York, 1978
50. Pschyrembel, W.: Klinisches Wörterbuch, de Gruyter-Verlag, Berlin - New York, 1975
51. Poeck, K., Neurologie, Springer-Verlag, Berlin- Heidelberg New York, 1978
52. Rohde, B.: Dermatologie in Stichworten, Glaxo-Pharmazeutik GmbH, Hamburg 1977
53. Rohen, J. W.: Funktionelle Anatomie des Nervensystems, F.K Schattauer-Verlag, Stuttgart - New York, 1978
54. Rieth, H., Wachsende Bedeutung von Pilzerkrankungen, Bayer Pharma-Presseseminar, 1978
55. Sandritter, W., Beneke, G.: Allgemeine Pathologie, F.K.-Schattauer-Verlag, Stuttgart - New York, 1974

56. Sandritter, W., Thomas, C.: Histopathologie, F.K.-Schattauer-Verlag, Stuttgart - New York, 1977
57. Schönfeld, W.: Lehrbuch der Haut- und Geschlechtskrankheiten, Georg-Thieme-Verlag, Stuttgart 1965
58. Schröter, R.: Klinisches Bild der Verlaufsformen der Syphilis, Klinikarzt 9 (1980), 163 - 180
59. Schuster, H.-P., Notfallmedizin, Ferdinand-Enke-Verlag, Stuttgart 1977
60. Schwartz, F.W.: Maßnahmen zur Früherkennung von Hautkrebs, Deutsches Ärzteblatt, 3, 123 - 126 (1980)
61. Simon, C., Klinische Pädiatrie, F.K.-Schattauer-Verlag, Stuttgart - New York, 1976
62. Steigleder, K.: Dermatologie und Venerologie, Georg-Thieme-Verlag, Stuttgart 1975
63. Tackmann, W.: Auxillium Repetitorium der Histologie
64. Tilsner, V.: Konservative Behandlung tiefer Beinvenenthrombosen, Deutsche Med. Wochenschrift, 105, 112 - 113 (1980)
65. Valentin, H. et al: Arbeitsmedizin, Georg-Thieme-Verlag, Stuttgart 1979
66. Völter, D.: Kompendium der Urologie, Gustav-Fischer-Verlag, New York - Stuttgart 1978
67. Wassilew, S. W., Nasemann, Th.: Klinik und Bedeutung der Herpes-simplex-Infektion des Menschen, Münch. med. Wschr., 122, 25 - 28 (1980)
68. Wiesmann, E.: Medizinische Mikrobiologie, Georg-Thieme-Verlag, Stuttgart 1978
69. Wodniansky, P.: Haut- und Geschlechtskrankheiten, Springer-Verlag, Wien - New York, 1973
70. World Health Organization: 'No small pox', Wkly Epidem. Rec., 54, 329 - 336 (1979)

Sachverzeichnis

316

Das vorliegende Wörterbuch beinhaltet

● über 17.000 Stichwörter pro Sprache,

● die stilgerechte Übersetzung der Fachwörter,

● die moderne C-Schreibung.

Es ist das einzige Wörterbuch seiner Art mit vollständiger Silbentrennung und Betonung aller Stichwörter.

Der Autor ist accreditiertes Mitglied der American Translators Association und studiert Medicin an der Freien Universität Berlin.

Best. Nr. 920834   ISBN 3-88454-834-4

Eschenbach · Wörterbuch der Medicin/Dictionary of Medicine

Klaus-Peter Eschenbach

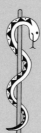

Wörterbuch
der Medicin
Englisch-Deutsch
Deutsch-Englisch

Dictionary
of Medicine
English-German
German-English

ℏⱴ Jungjohann Verlag

Wörterbuch der Medicin
Dictionary of Medicine
von Klaus-Peter Eschenbach
642 Seiten, DM 29,80. ISBN 3-88454-834-4

„Wer häufig medizinische Texte zu übersetzen hat, wird dieses Wörterbuch bald nicht mehr missen wollen. Das Wörterbuch ist weit über den ärztlichen Bereich hinaus auch für Verlage und Setzereien interessant."
Deutsche Zahnärztliche Zeitschrift

„Insgesamt stellt das Wörterbuch ein wertvolles Hilfsmittel dar, das vor allem derjenige besitzen sollte, der wissenschaftliche Arbeiten auf medizinischem oder biochemischem Gebiet in englischer Sprache abfassen muß. Das Buch ist zudem sehr preiswert."
Klinische Pädiatrie

„Zur Übersetzung eines Textes vom Englischen ins Deutsche oder umgekehrt kann das Wörterverzeichnis als ein guter Ratgeber angesehen werden. Das Sachwortverzeichnis erscheint sehr umfangreich und vollständig."
Deutsche Zeitschrift für Verdauungs- und Stoffwechselkrankheiten

„Die Anschaffung dieses Taschenbuches lohnt sich."
Labor-Medizin

„Das Wörterbuch der Medicin (Dictionary of Medicine) ist nicht nur ein ausgezeichnetes Hilfsmittel für den Arzt, der auf englischsprachige Literatur zurückgreifen muß, auch für die Pharmaindustrie stellt es eine Fundgrube dar."
Medizin und Information

"A handy translation tool. Should be of primary value to proofreaders and interpreters of English and German medical material. An interesting contribution to the field of bilingual medical lexicography."
Chronicle of the American Translators Association

„Kann allen Ärzten bestens empfohlen werden."
Arzt in Niederösterreich

„Das Buch kann jedermann empfohlen werden, der Arbeiten in Englisch verfassen muß, und ist auch eine wertvolle Aussprachehilfe für Vortragende und Teilnehmer an Diskussionsrunden."
Zeitschrift für Gefäßkrankheiten

„Insgesamt kann dieses 'Wörterbuch der Medicin' sehr empfehlen werden."
Zeitschrift für Hautkrankheiten

Verlag Jungjohann · 7107 Neckarsulm · Postfach 12 52

Nur durch ständigen Erfahrungsaustausch können wir unsere Lernzieltexte und Fragensammlungen noch verbessern. Ihre Meinung über dieses Buch ist für uns von großem Interesse. — Wir bitten um Ihre Mithilfe!

1. Welches Exa-Med Taschenbuch haben Sie intensiv durchgearbeitet?

. . . .

2. Wie ist das Thema behandelt?
   ( ) zu ausführlich   ( ) zu kurz   ( ) angemessen

3. Wie ist der Stoff dargestellt?
   ( ) schwer verständlich   ( ) unübersichtlich
   ( ) gut verständlich   ( ) anschaulich, einprägsam
   ( ) weitschweifig   ( ) didaktisch gut aufgebaut

. . . .

4. Welche Stoffgebiete müssen verbessert werden, da sie den Anforderungen in der Prüfung nicht genügen?

. . . .

. . . .

5. Welche Kapitel sind zu ausführlich dargestellt?

. . . .

. . . .

6. Welche zusätzlichen Forderungen sähen Sie gerne in einer Neuauflage erfüllt?
   ( ) keine   ( ) Text ausführlicher
   ( ) mehr anschauliche Beispiele   ( ) mehr Abbildungen u. Tabellen
   ( ) straffere Konzeption   ( ) stichwortartige Zusammen-
   ( ) Sachwortverzeichnis   fassungen
   ( ) Literaturverzeichnis

. . . .

. . . .

7. Wie finden Sie Aufmachung und Qualität der Ausstattung?

	gut	genügend	ungenügend
Druck und Papier	( )	( )	( )
Abbildungen und Tabellen	( )	( )	( )
graphische Gestaltung	( )	( )	( )
Gesamtgestaltung	( )	( )	( )

8. Sind Sie prinzipiell an der Überarbeitung von Original-multiple-choice-Prüfungsfragen interessiert?

. . . .

. . . .

9. Welche Erfahrungen haben Sie mit diesem Buch bei Ihren Prüfungs-vorbereitungen bzw. in der Prüfung gemacht?
( ) absolut prüfungsrelevant
( ) bedingt prüfungsrelevant
( ) muß verbessert werden, da in dieser Form unbrauchbar

. . . .

. . . .

. . . .

10. Wie finden Sie den Preis des Buches?
( ) zu hoch   ( ) angemessen   ( ) sehr günstig

11. Ihre Verbesserungsvorschläge:

. . . .

. . . .

. . . .

. . . .

12. Welche Prüfungstexte müßten nach Ihrer Meinung noch unbedingt herausgegeben werden?

. . . .

. . . .

. . . .

Name: . . . .

Anschrift: . . . .

Sem: . . . . .   ( ) Vorklinik   ( ) Klinik

Wir danken Ihnen für die Beantwortung der Fragen und bitten um Einsendung an:

Dr. med. H. Jungjohann
Verlag Jungjohann
Breslauer Straße 5
7107 Neckarsulm

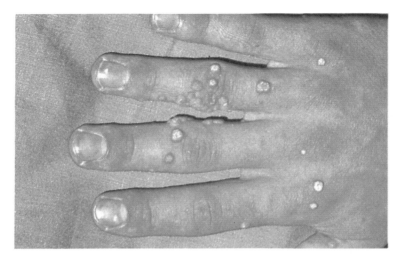

Abbildung 1

Verrucae vulgares

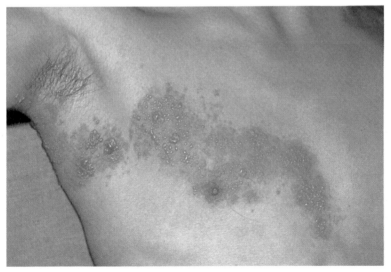

Abbildung 2

Herpes zoster

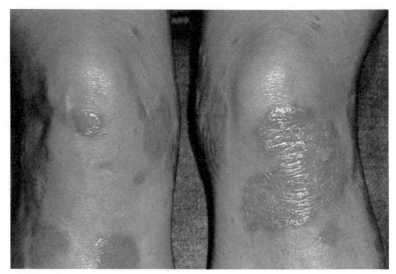

Abbildung 3   Psoriasis vulgaris

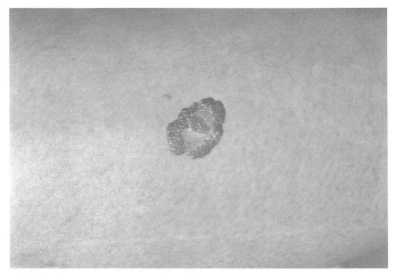

Abbildung 4   Malignes Melanom

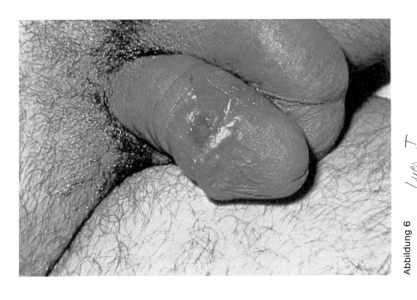

Abbildung 6   Lues I

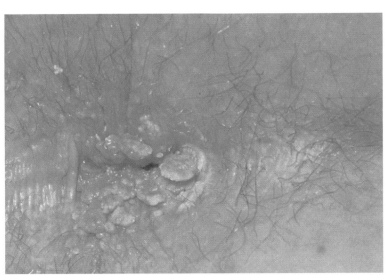

Abbildung 5   Condylomata acuminata

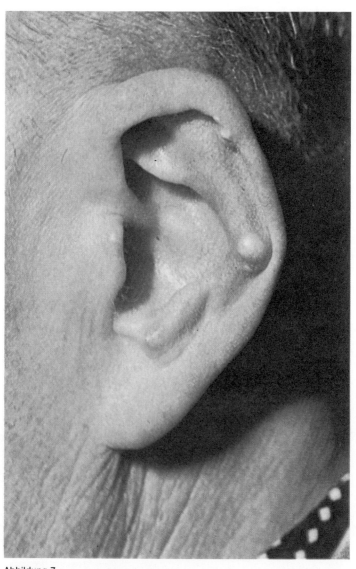

Abbildung 7

Gichttophi ?

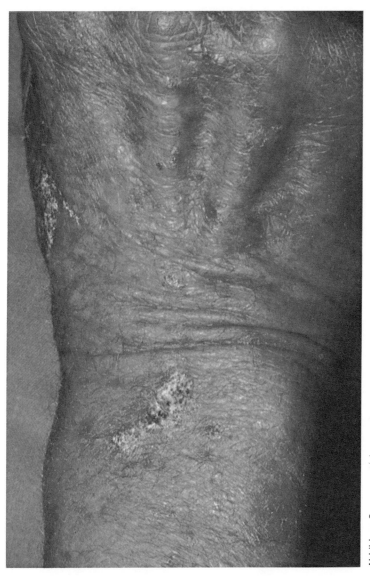

Abbildung 8   Aktin. Keratose

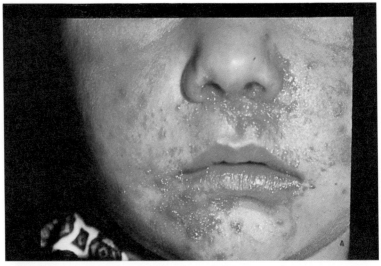

Abbildung 9   Impetigo contagiosa

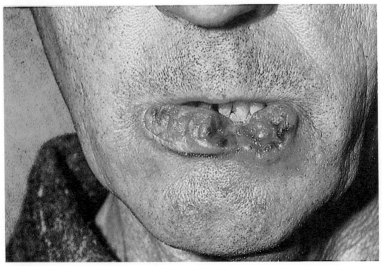

Abbildung 10   Spinozelluläres Karzinom

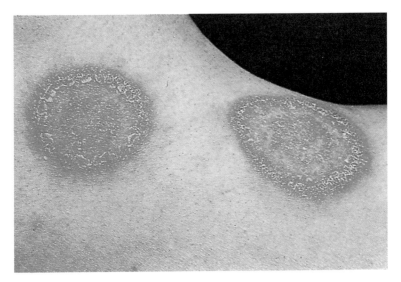

Abbildung 11

Tinea corporis

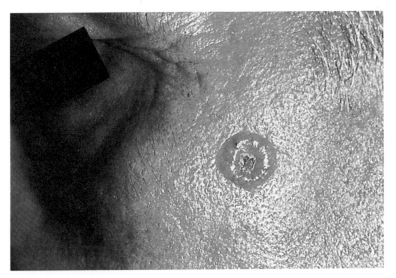

Abbildung 12

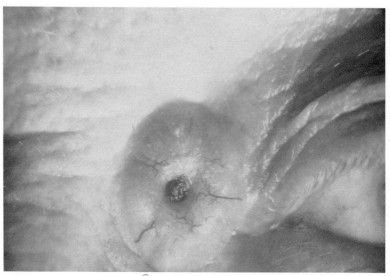

Abbildung 13   *Basaliom*

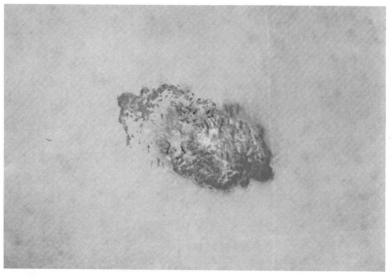

Abbildung 14   *Malignes Melanom*

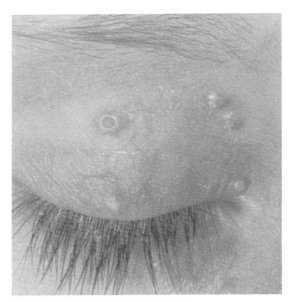

Abbildung 15   Molluscum contagiosum

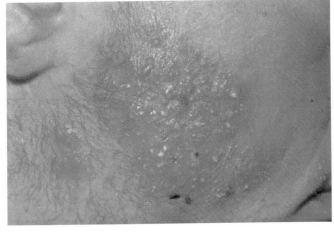

Abbildung 16   Kerion Celsi
Trichophytia barbae et capitis

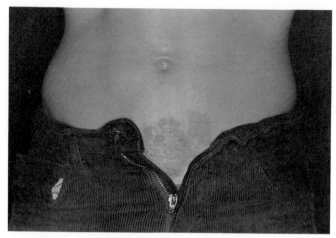

Abbildung 17   Kontakt ekzem

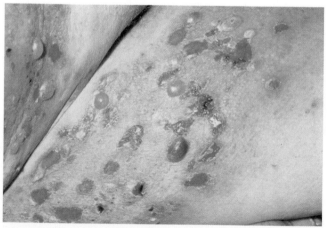

Abbildung 18   Bullöses Pemphigoid

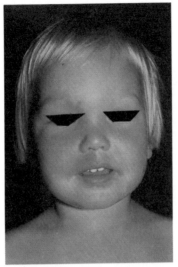

Abbildung 19   Naevus flammeus

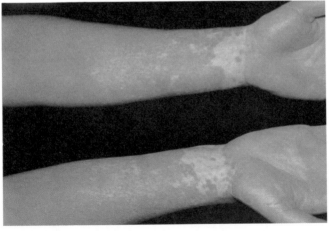

Abbildung 20

Vitiligo

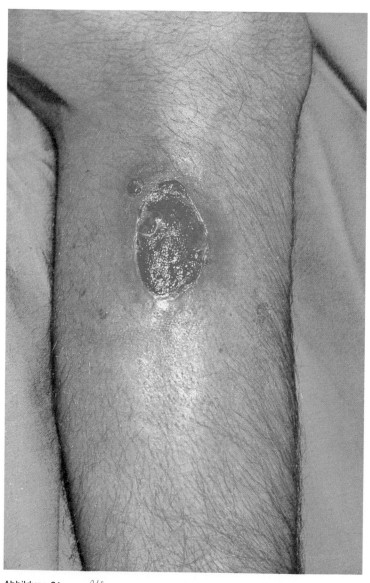

Abbildung 21   Ulcus cruris

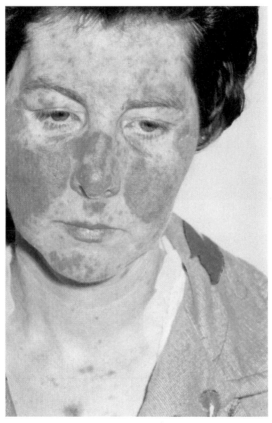

Abbildung 22

Syst. Lupus erythematodes

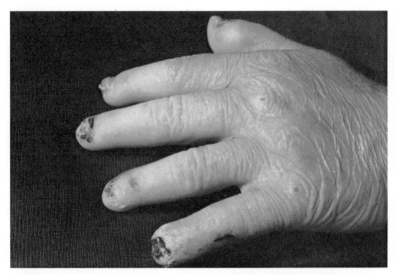

Abbildung 23   Rattenbißartige Nekrosen bei Sklerodermie

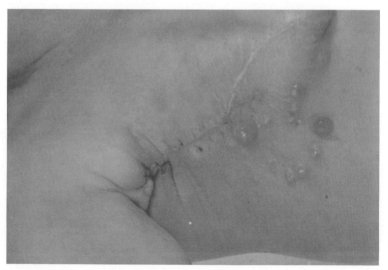

Abbildung 24   Hautmetastase

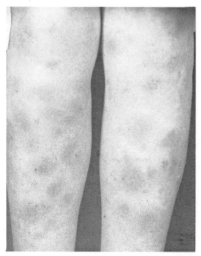

Abbildung 25   *Erythema nodosum*

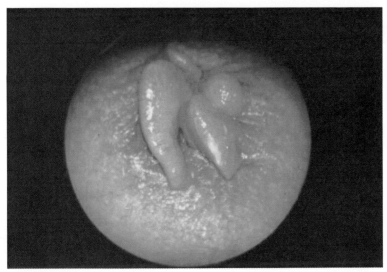

Abbildung 26   *Marisken*

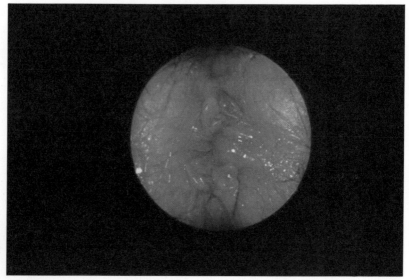

Abbildung 27   Perianale Thrombose